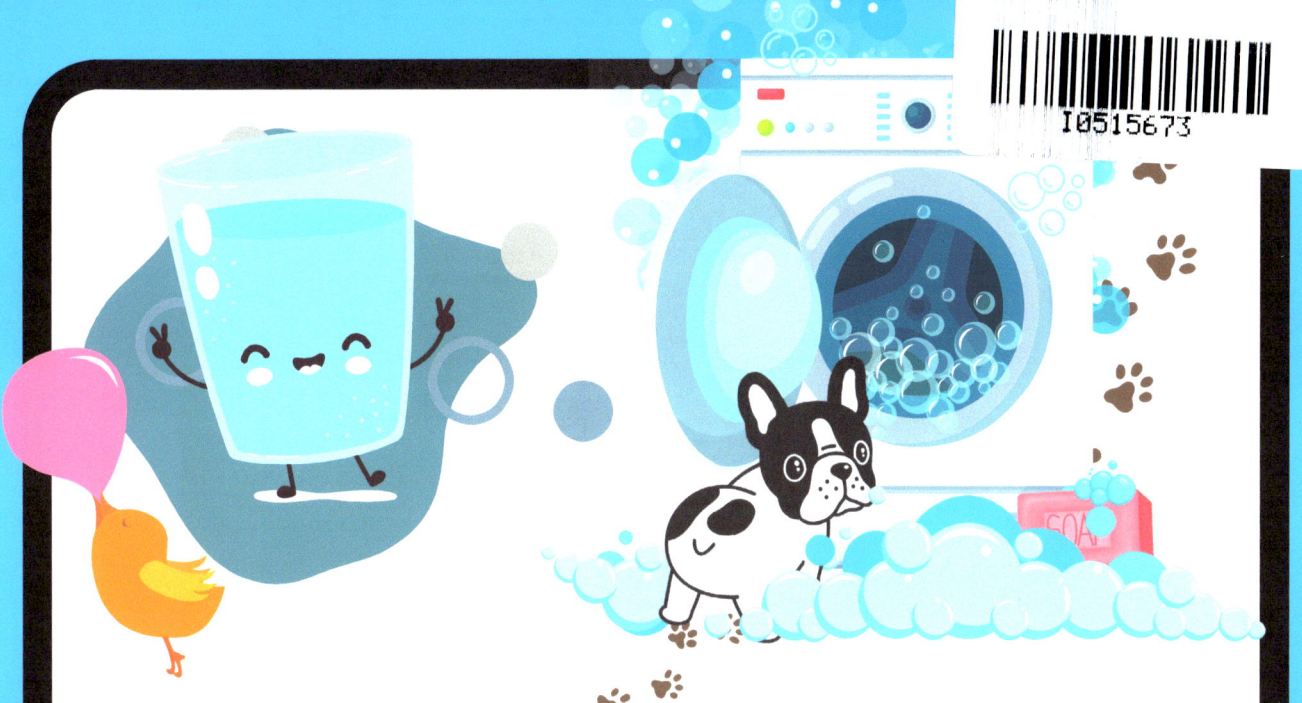

THIS BOOK BELONGS TO:

_____

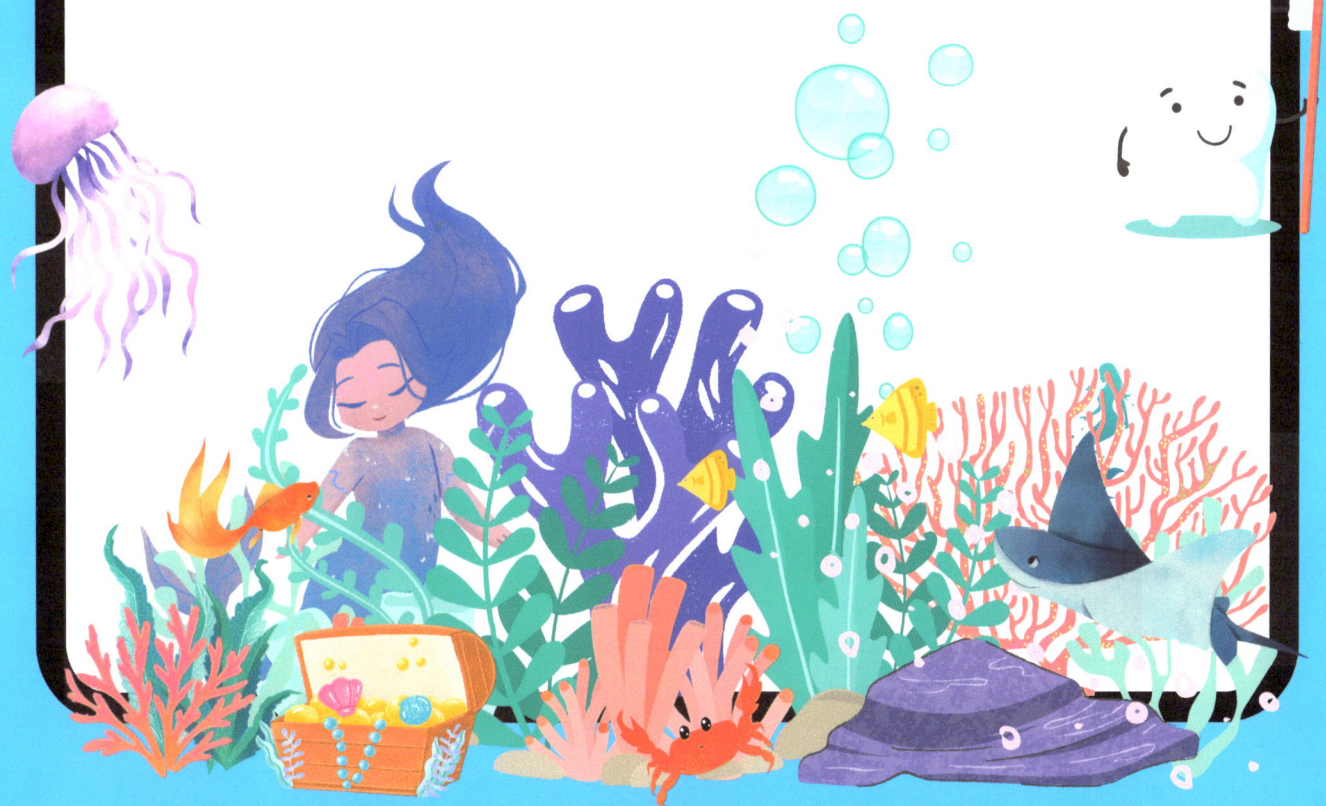

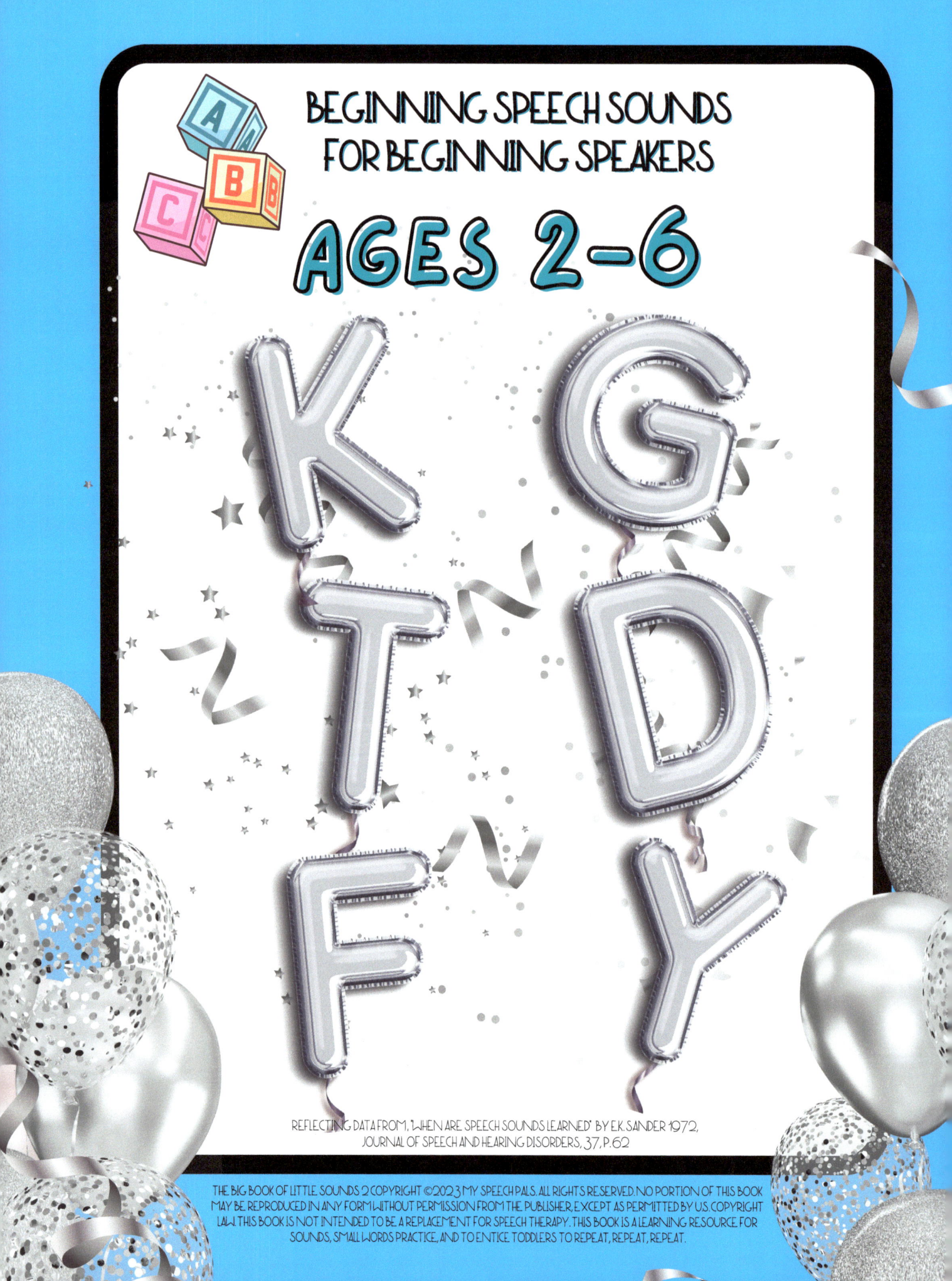

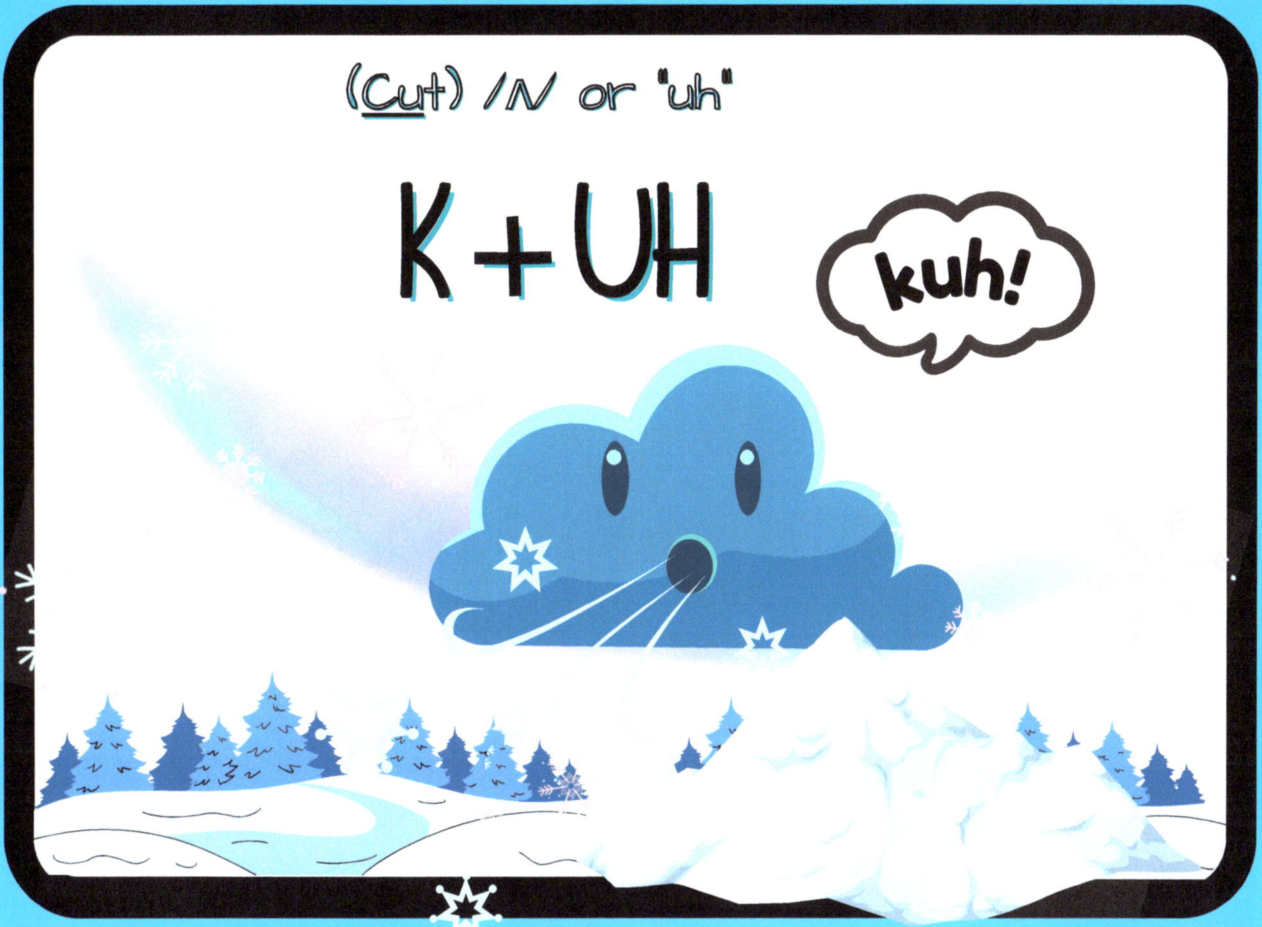

(<u>C</u>ut) /N or "uh"

K + UH

kuh!

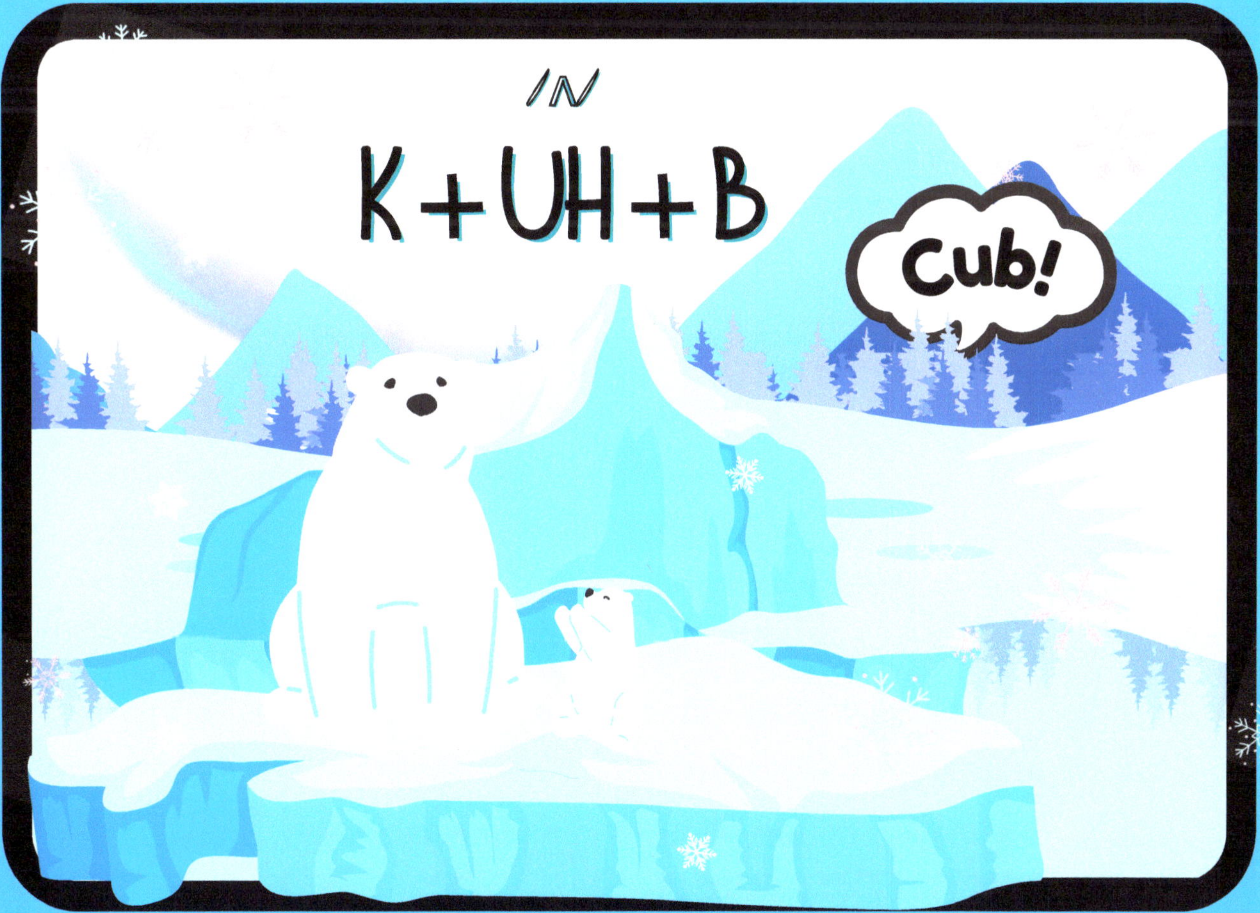

/N

K + UH + B

Cub!

(C<u>oo</u>n) /u/ or "oo"

K + OO

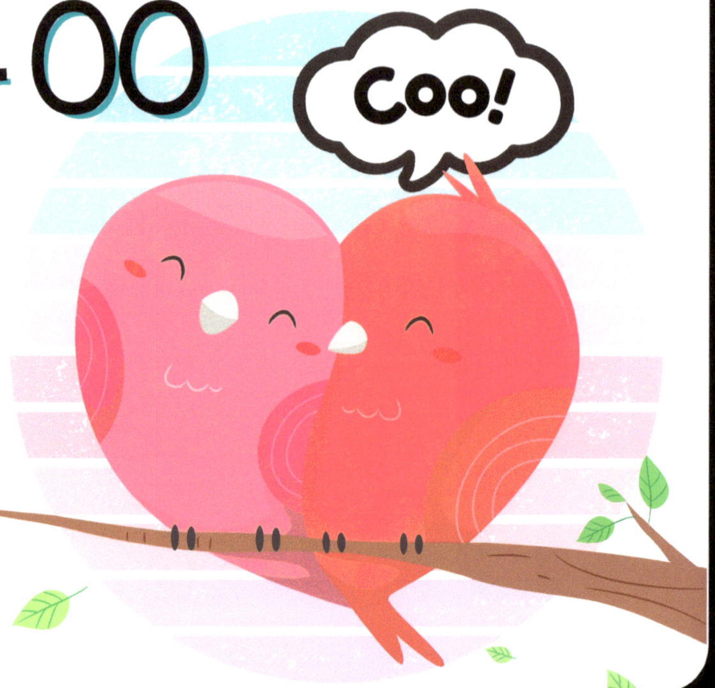

Coo!

*Sounds like a dove.

/u/

K + OO + N

Coon!

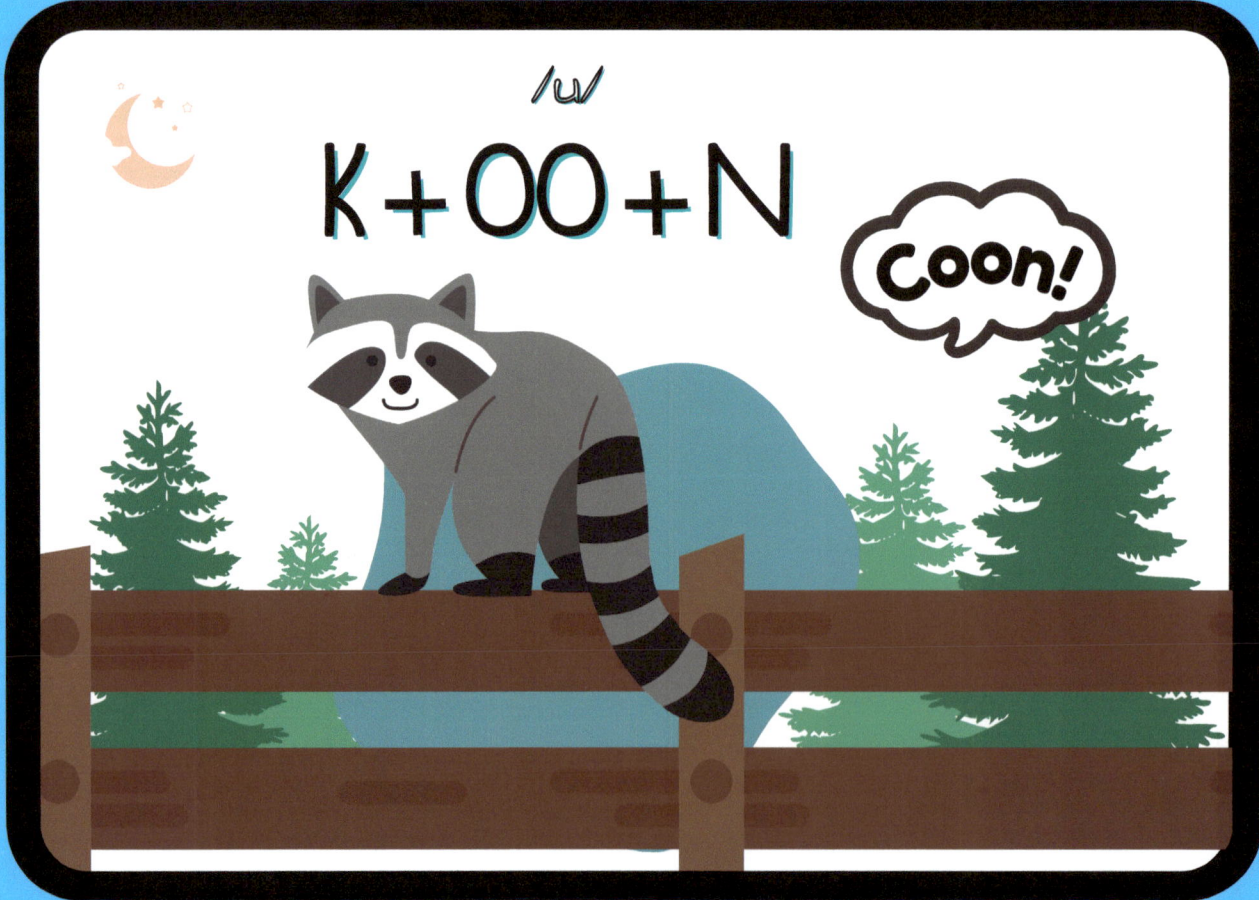

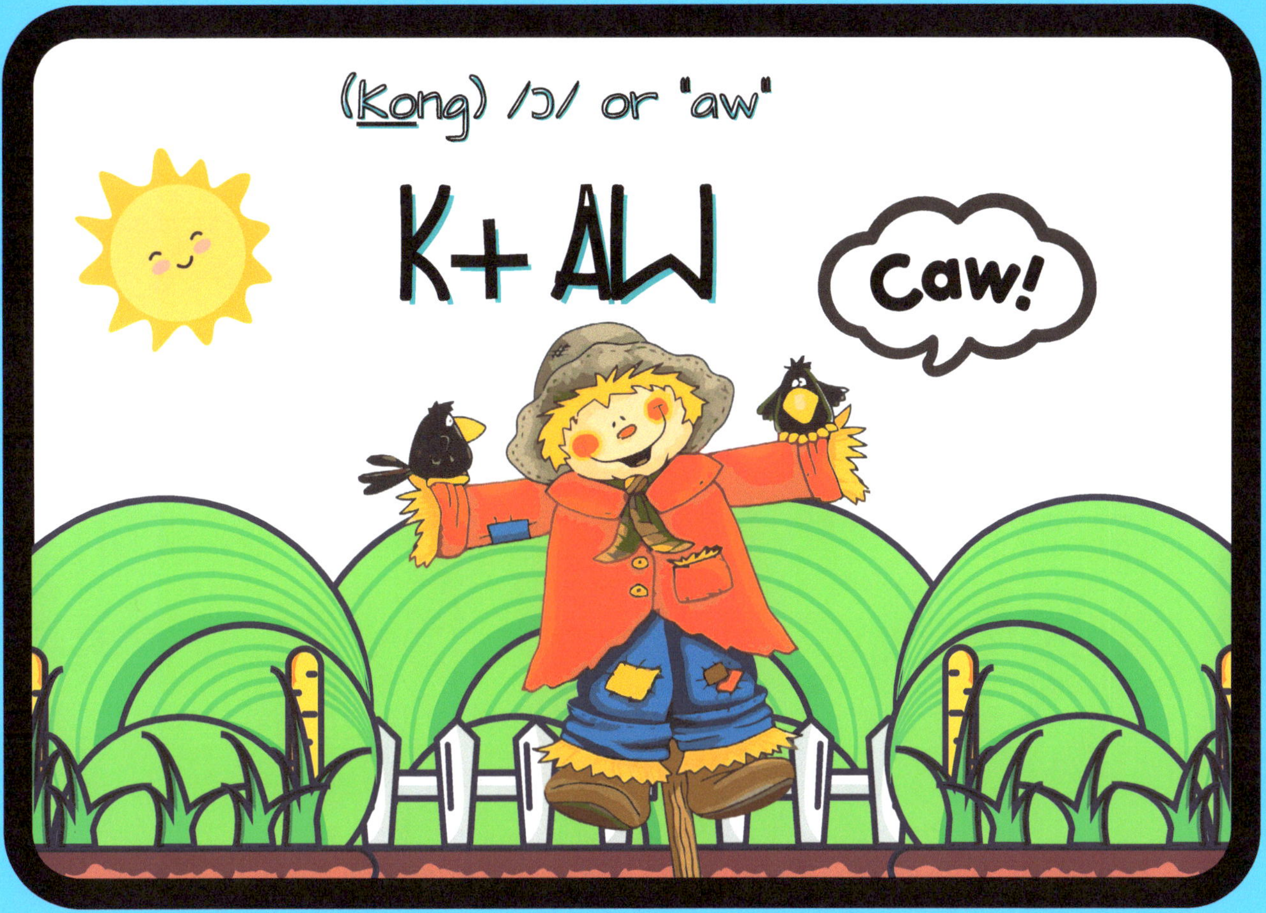

(Kong) /ɔ/ or "aw"

K + AW

Caw!

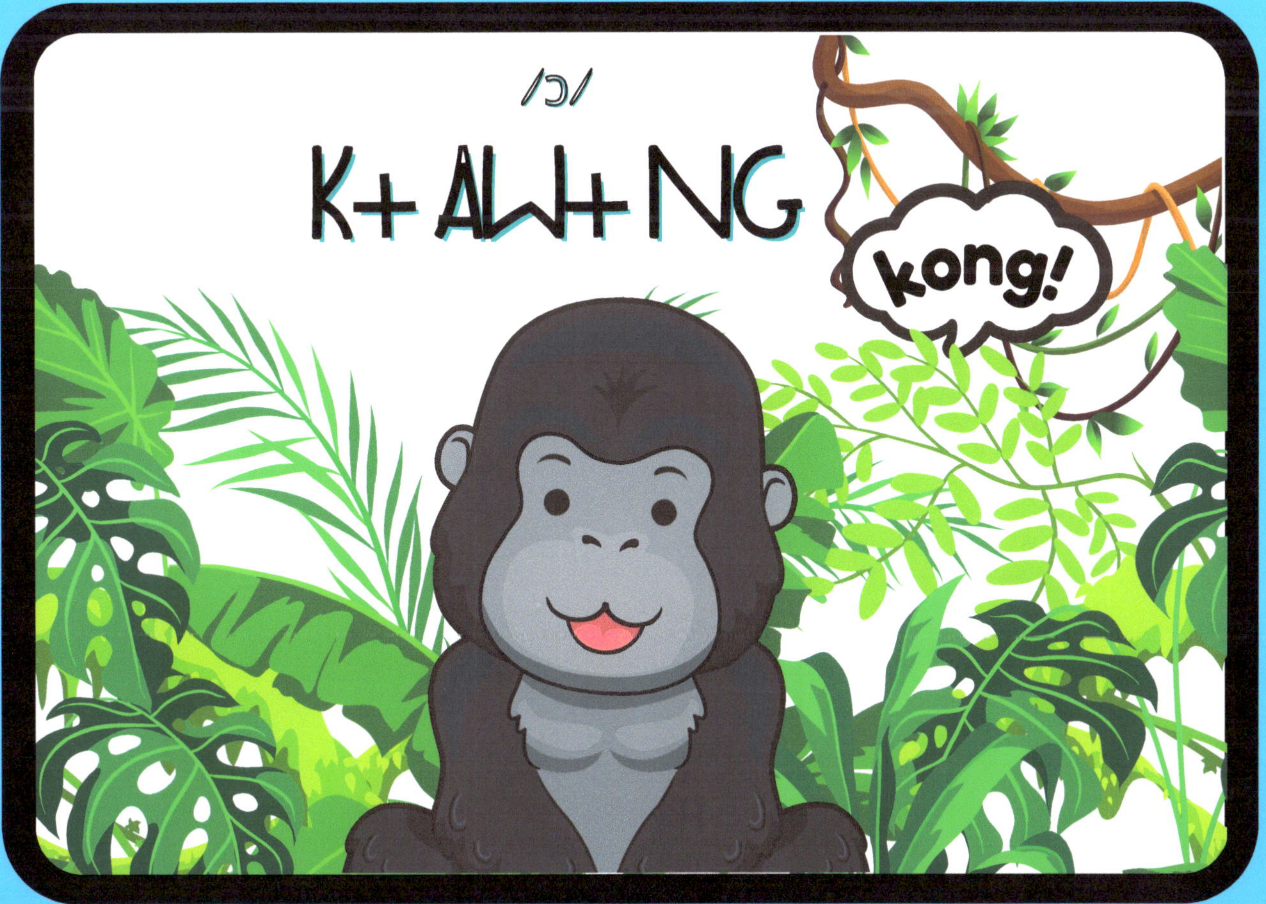

/ɔ/

K + AW + NG

kong!

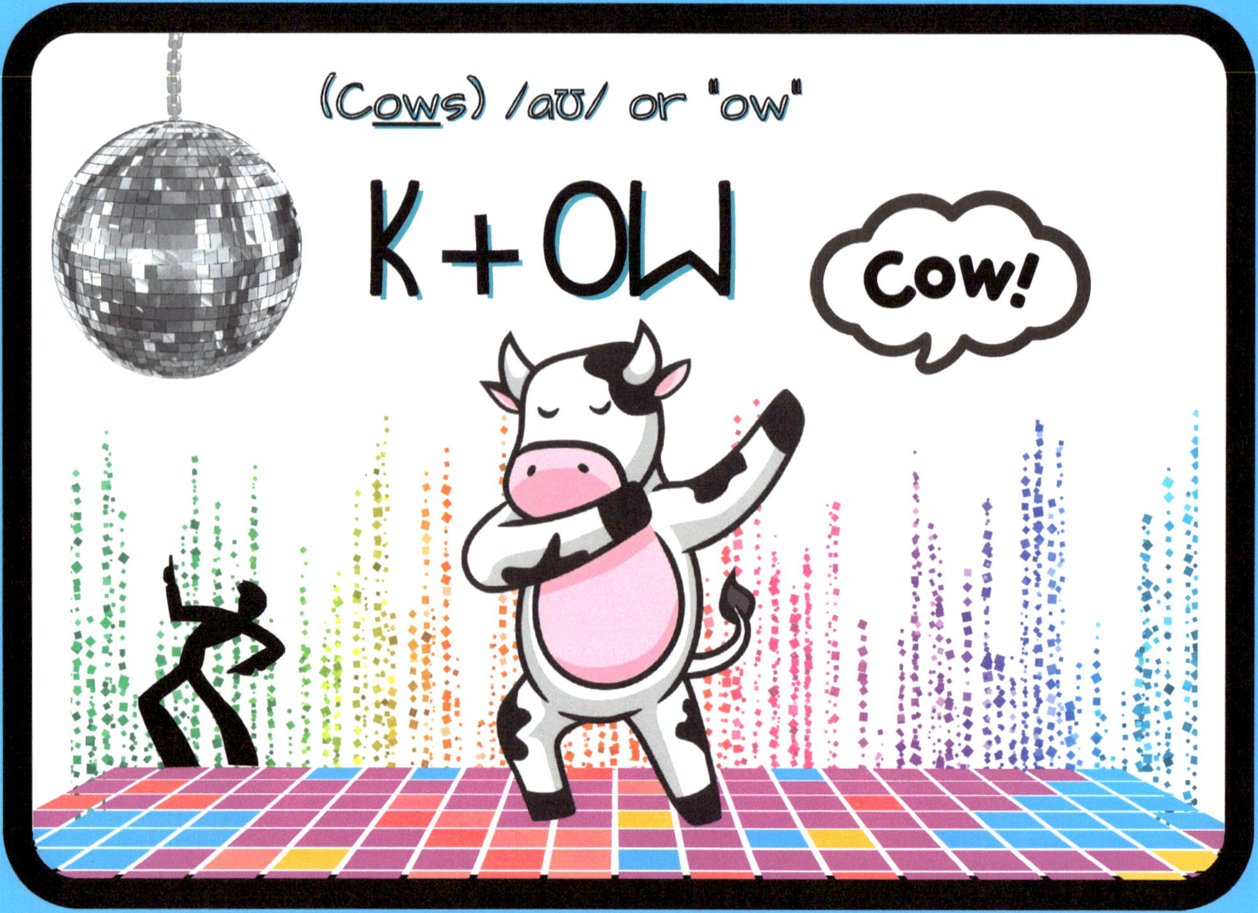

(C<u>ow</u>s) /aʊ/ or "ow"

K + OW

Cow!

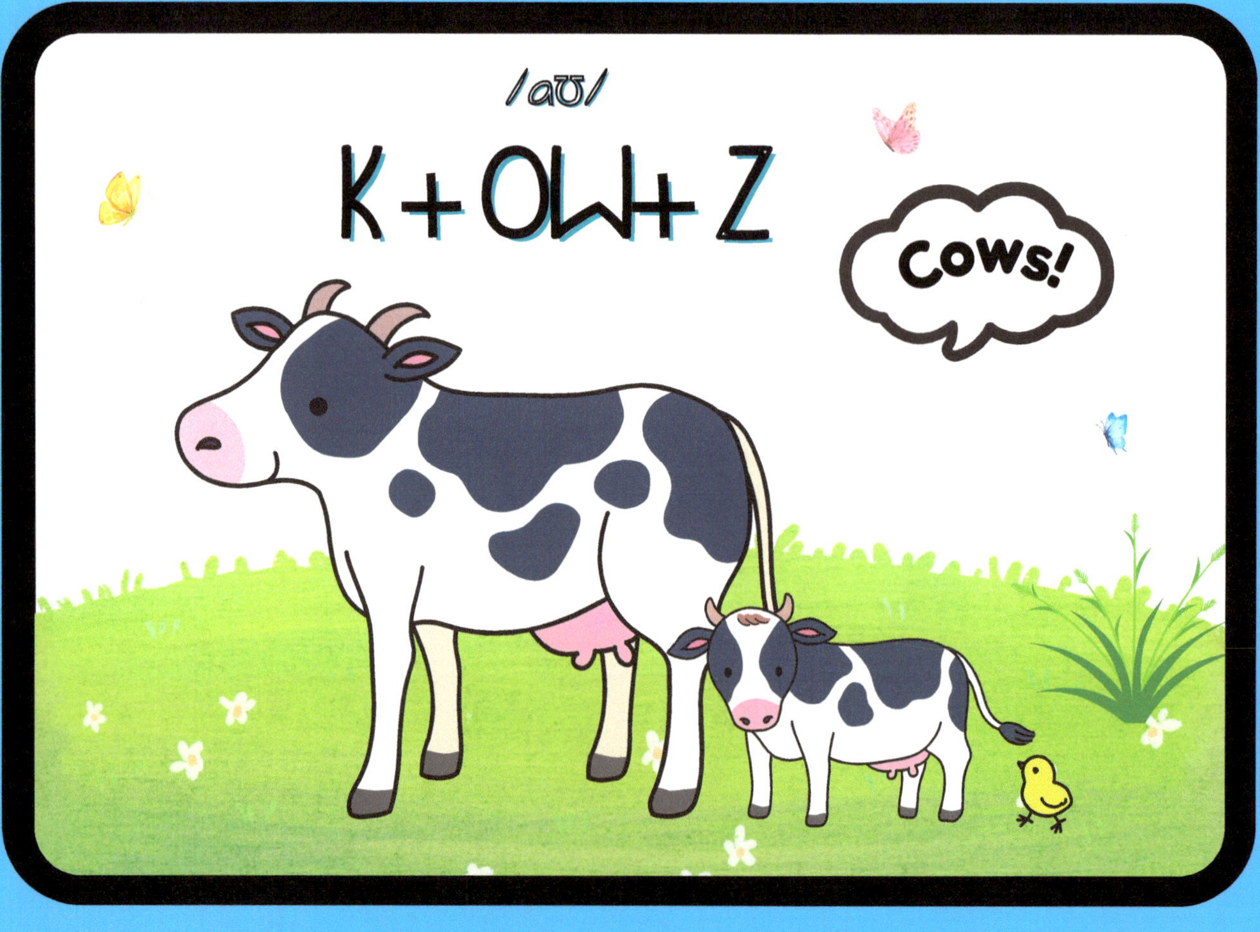

/aʊ/

K + OW + Z

Cows!

(Keep) /i/ or "ee"

K + EE

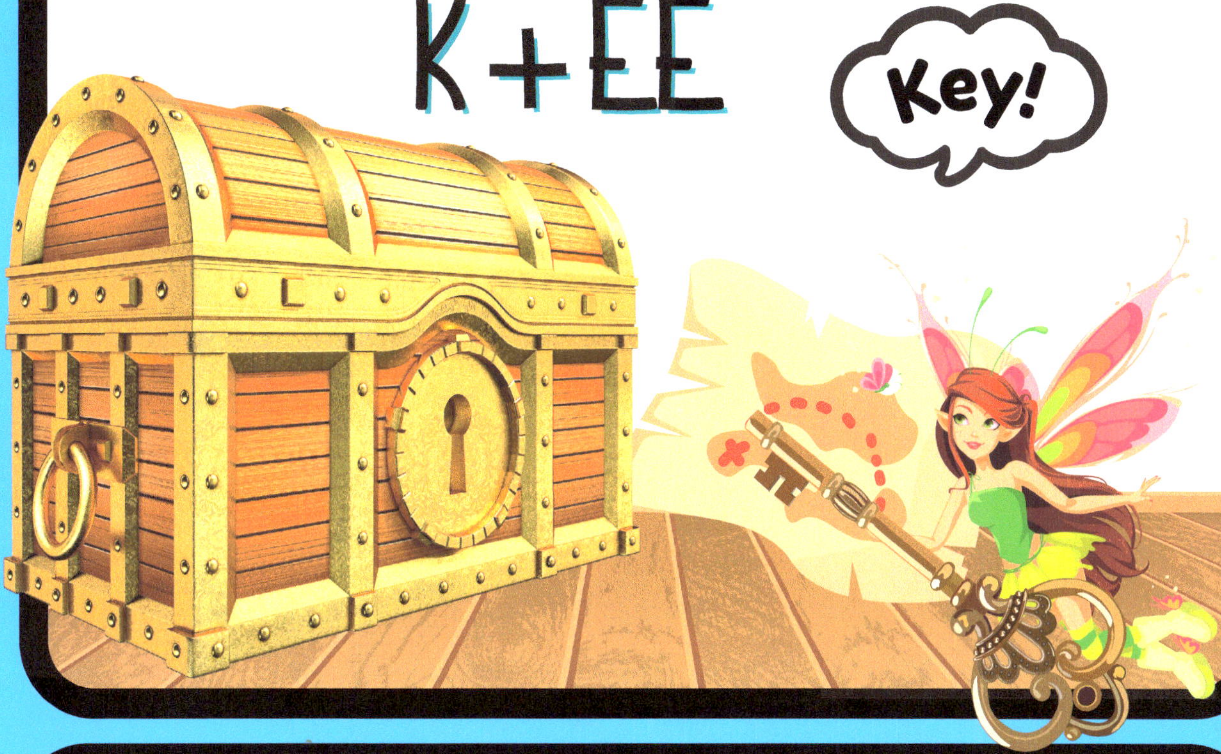

Key!

/i/

K + EE + P

Keep!

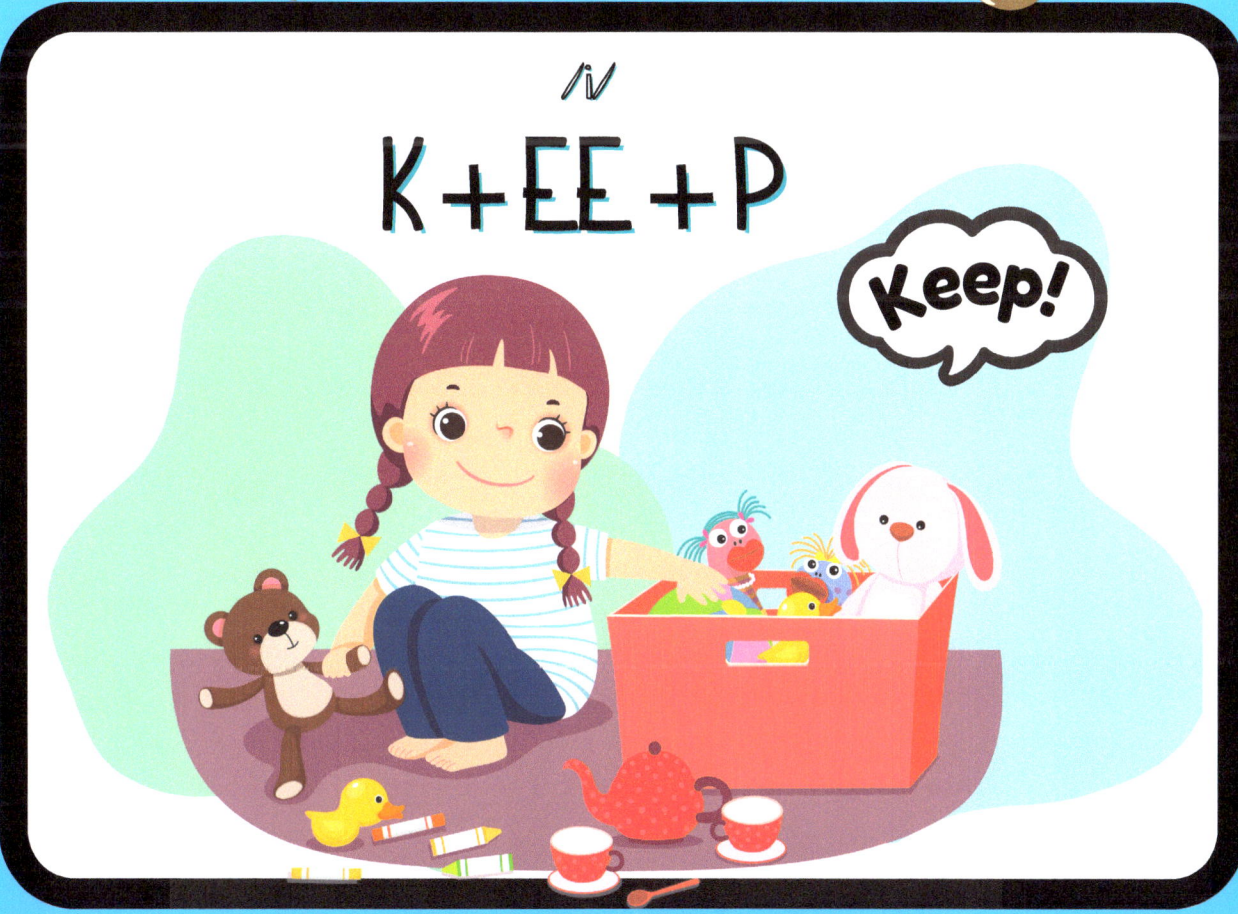

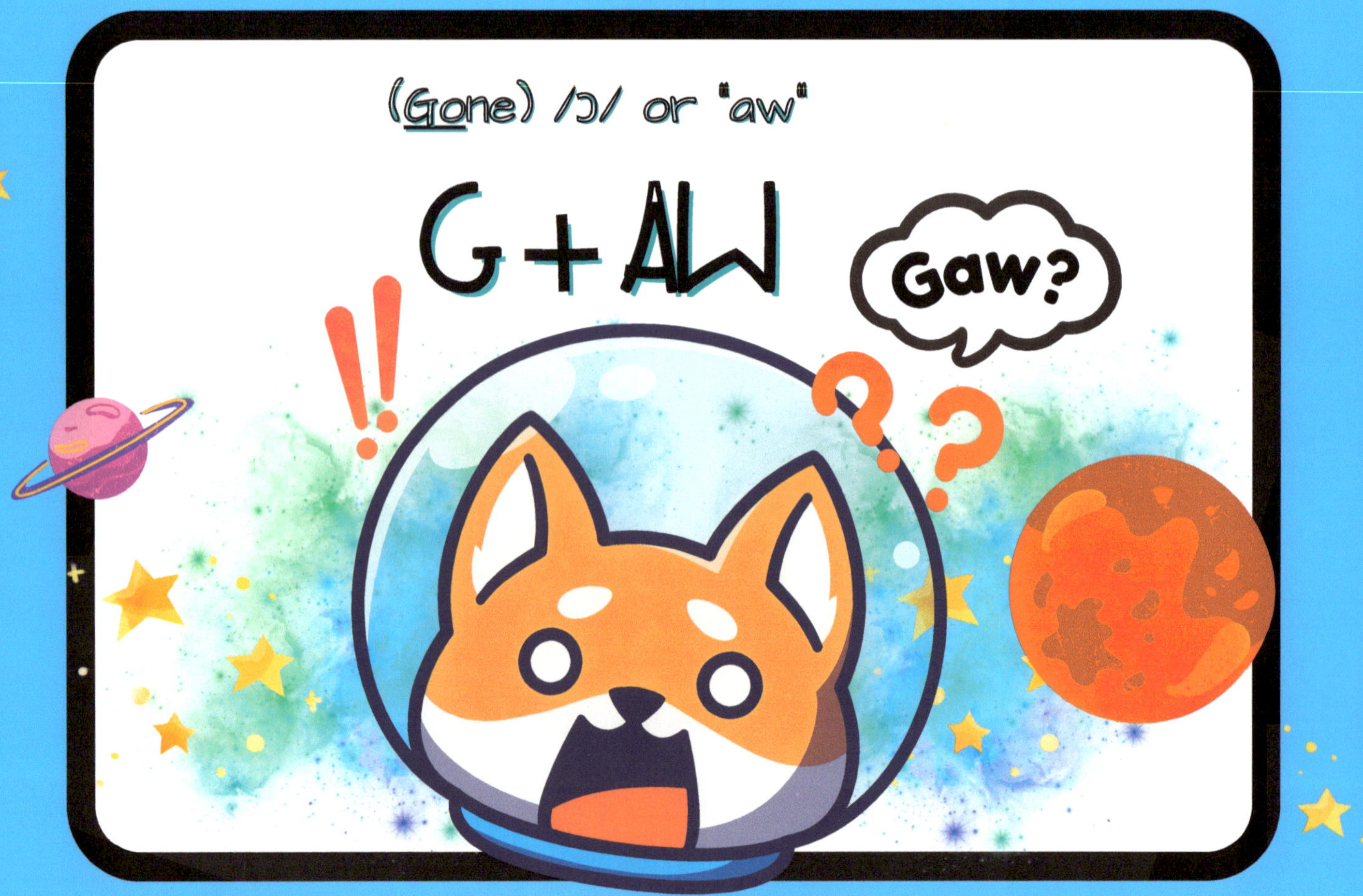

(Gone) /ɔ/ or "aw"

G + AW

Gaw?

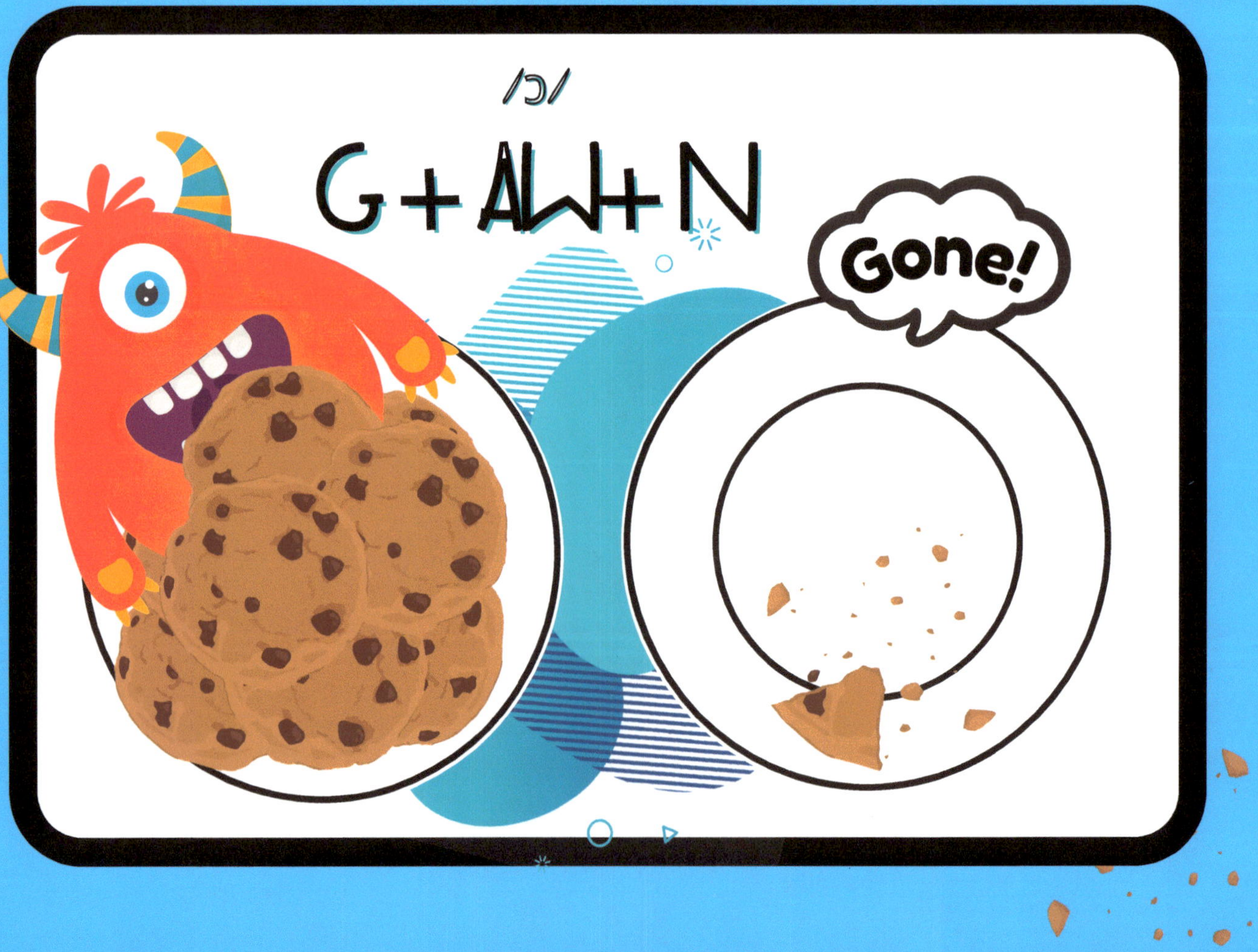

/ɔ/

G + AW + N

Gone!

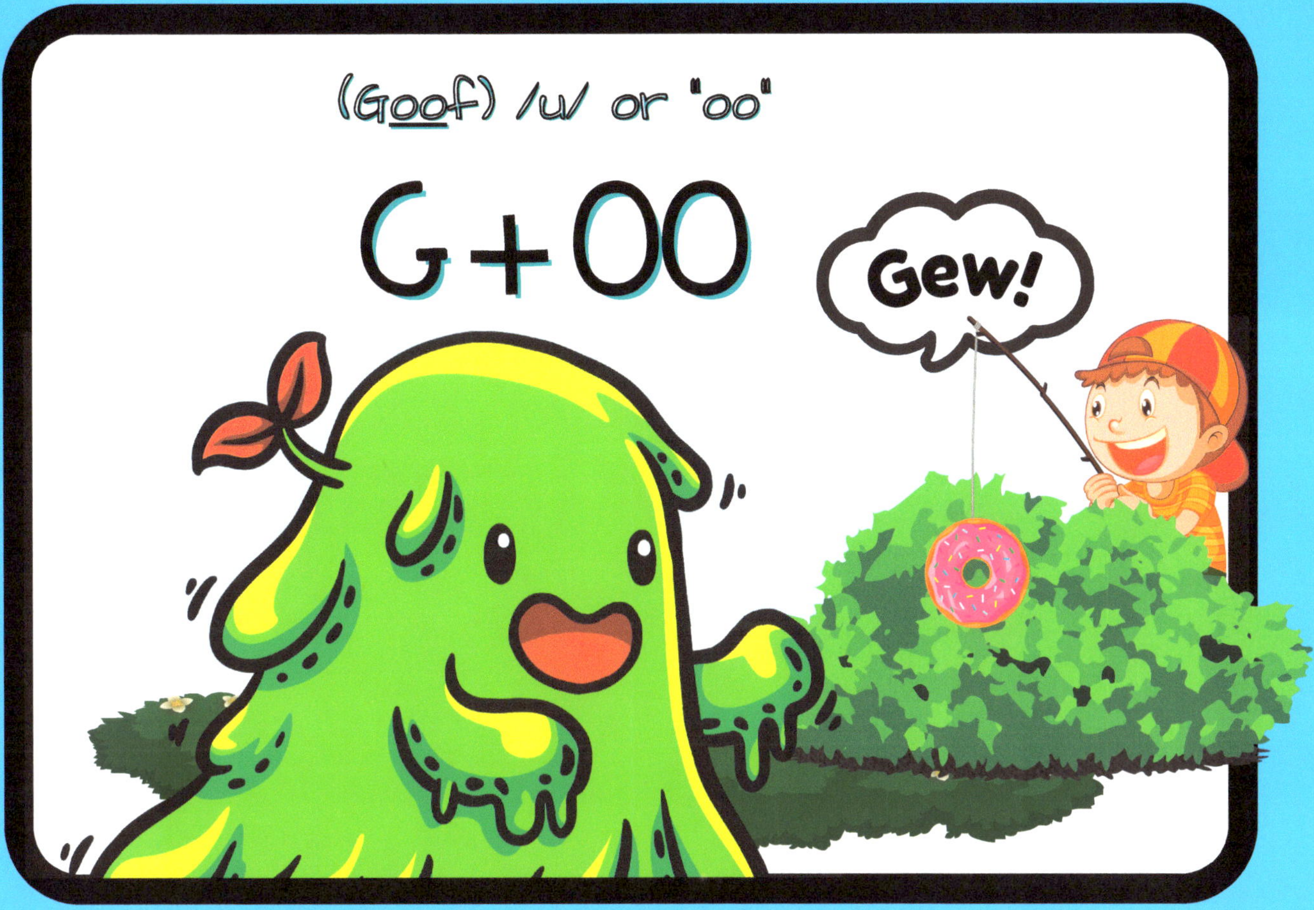

(G**oo**f) /u/ or "oo"

G + OO

"Gew!"

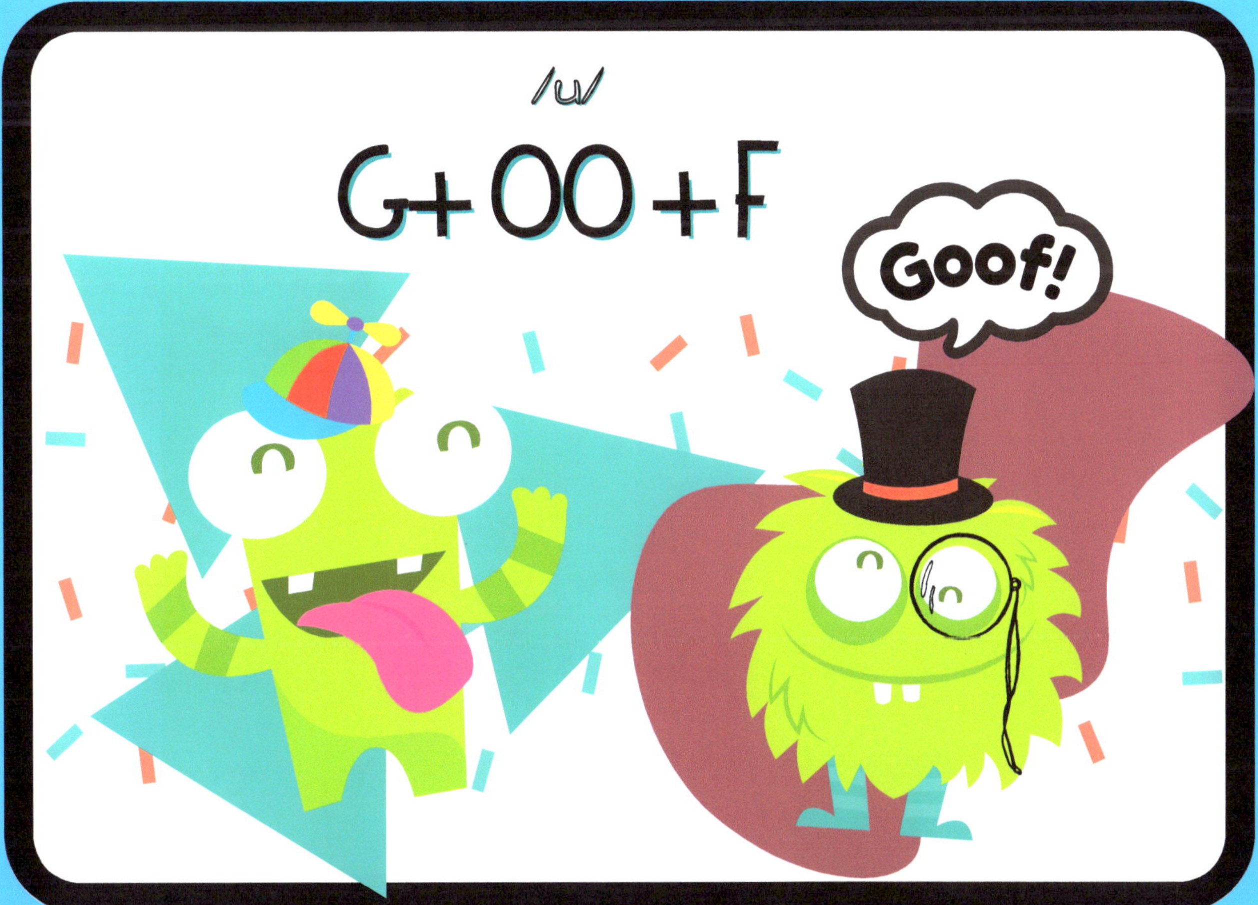

/u/

G + OO + F

"Goof!"

(G_um) /ʌ/ or "uh"

G + UH

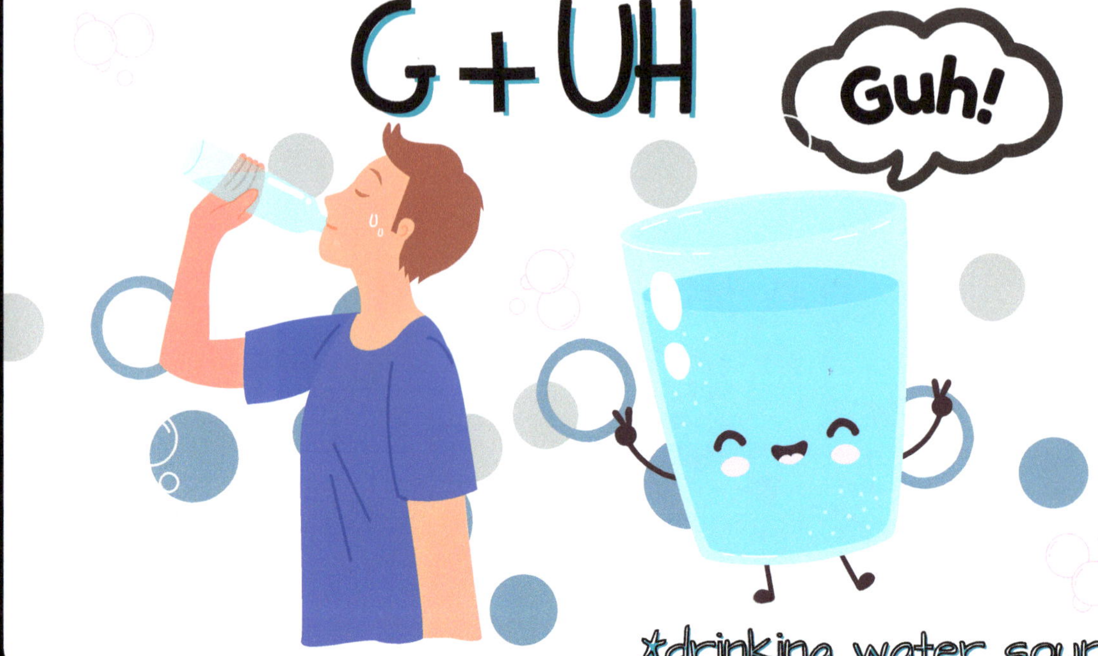

Guh!

*drinking water sound

/ʌ/

G + UH + M

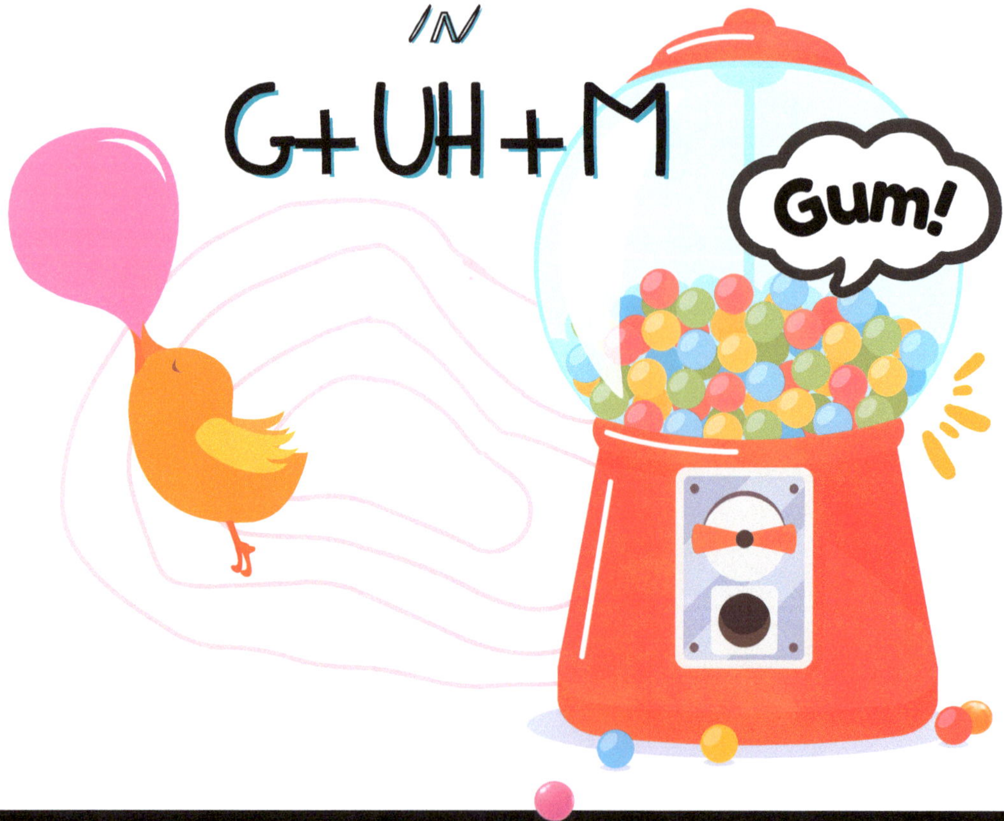

Gum!

(Goat) /oʊ/ or "oh"

G + OH

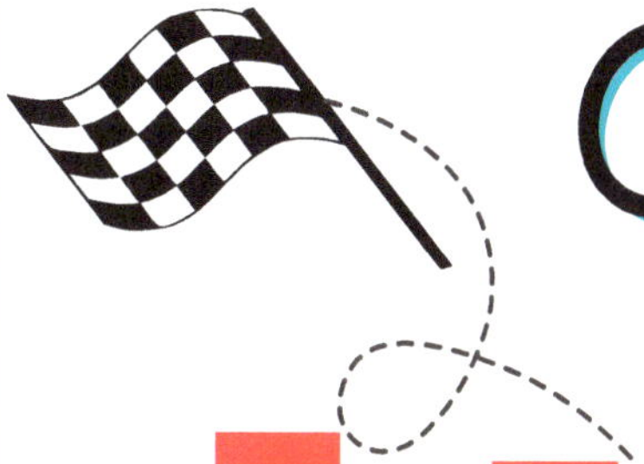

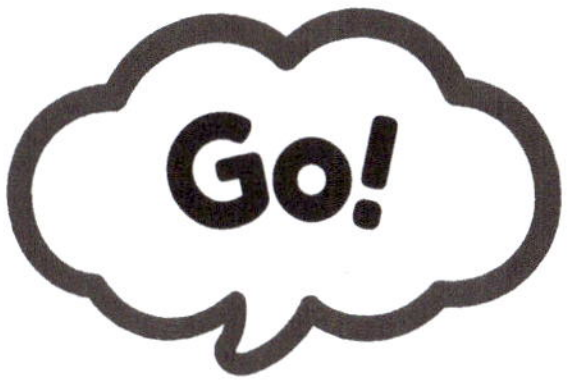

Go!

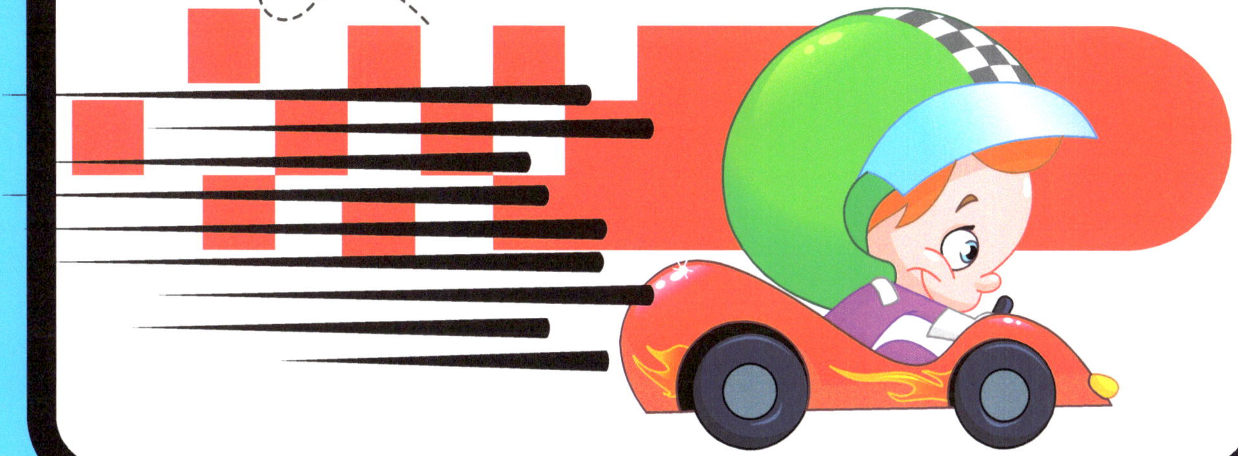

/oʊ/

G + OH + T

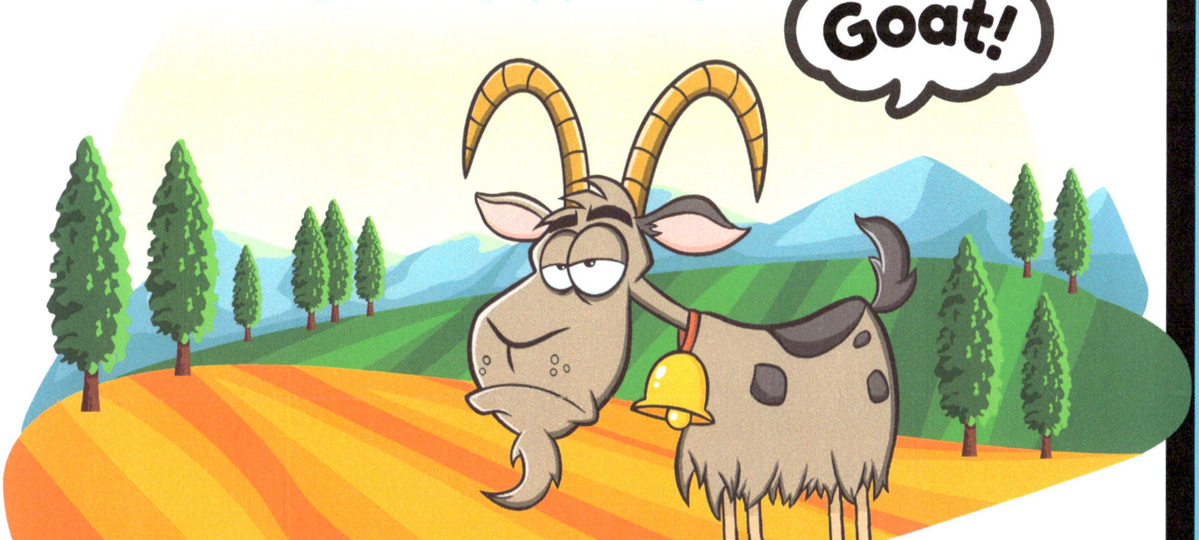

Goat!

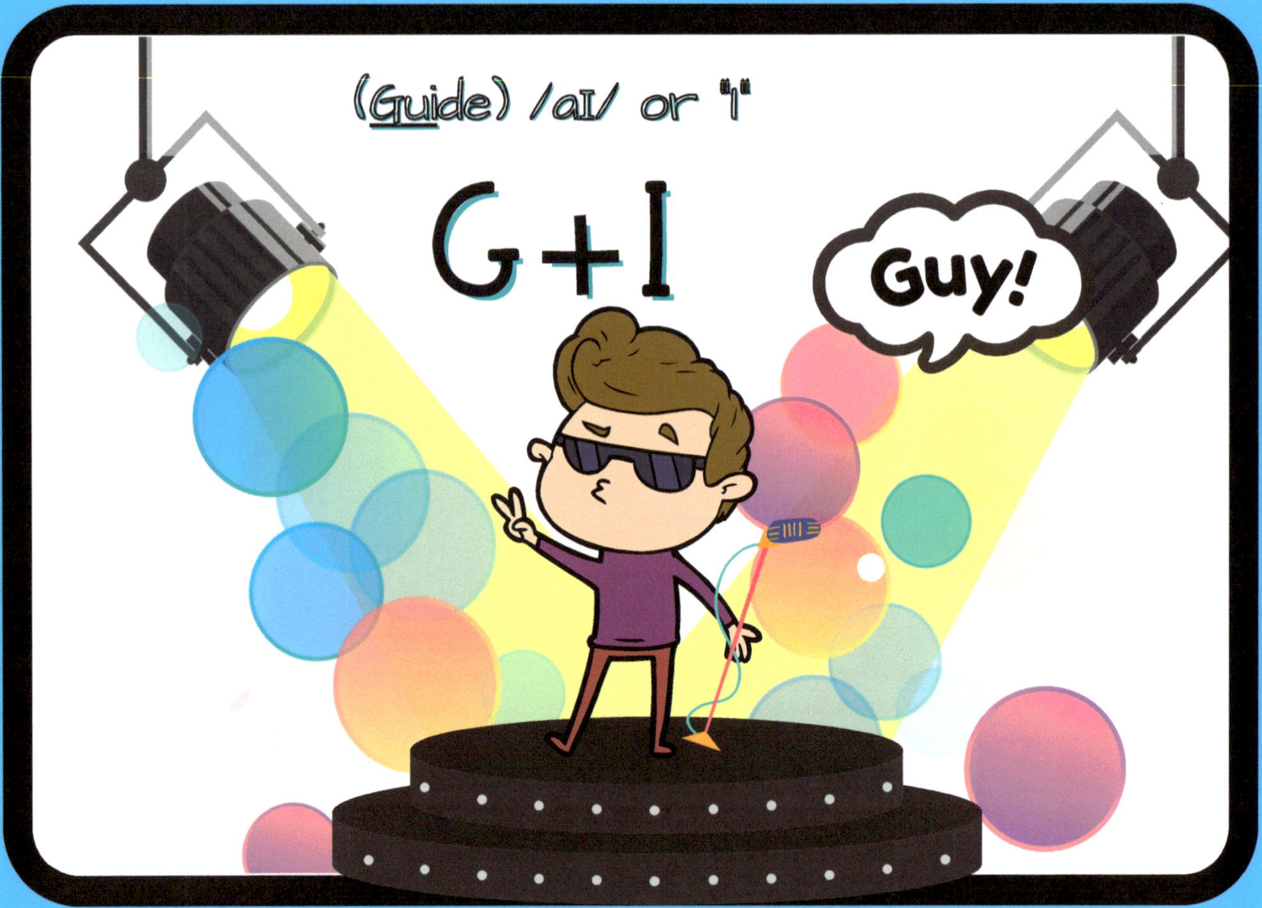

(Guide) /aɪ/ or "I"

G + I

Guy!

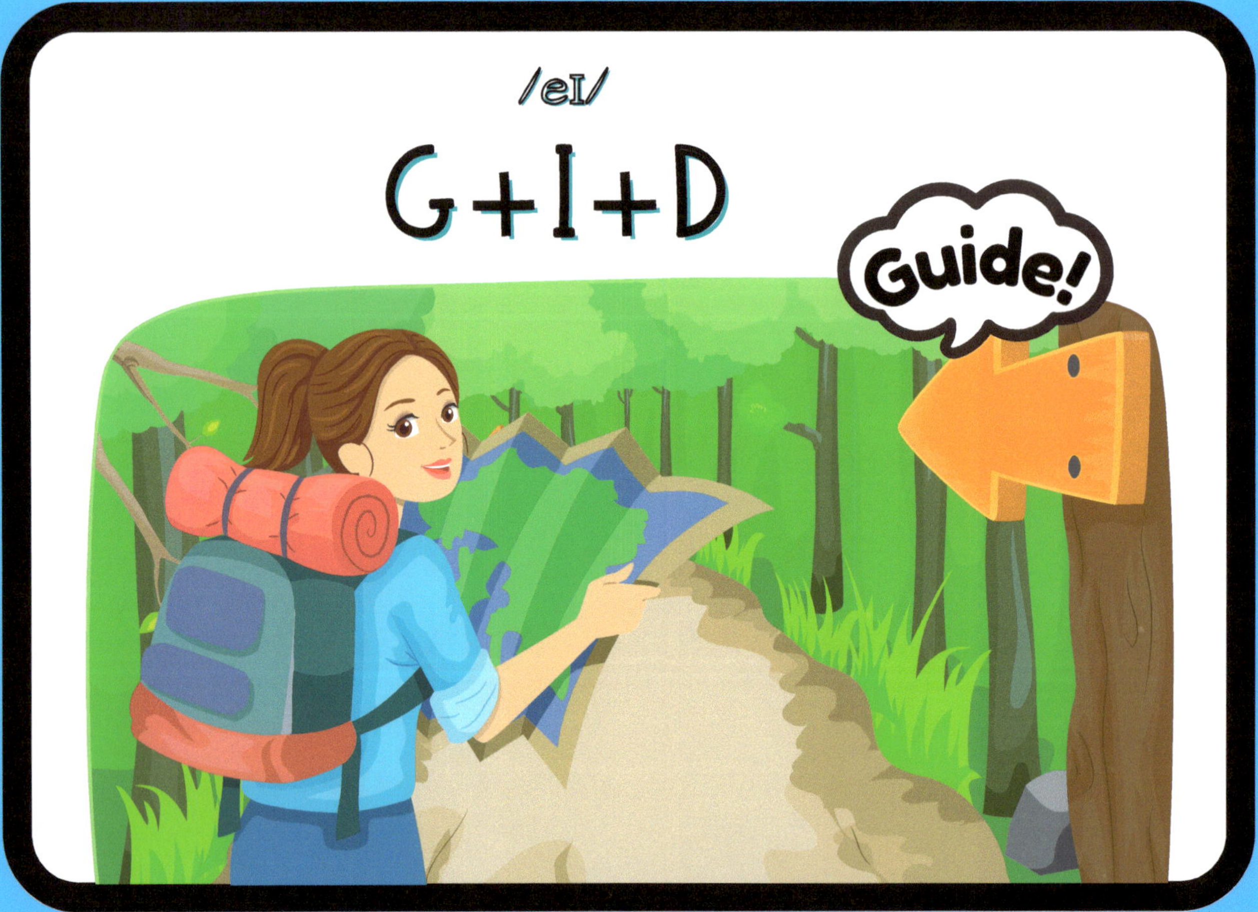

/eɪ/

G + I + D

Guide!

(Deed) /i/ or "ee"

D + EE

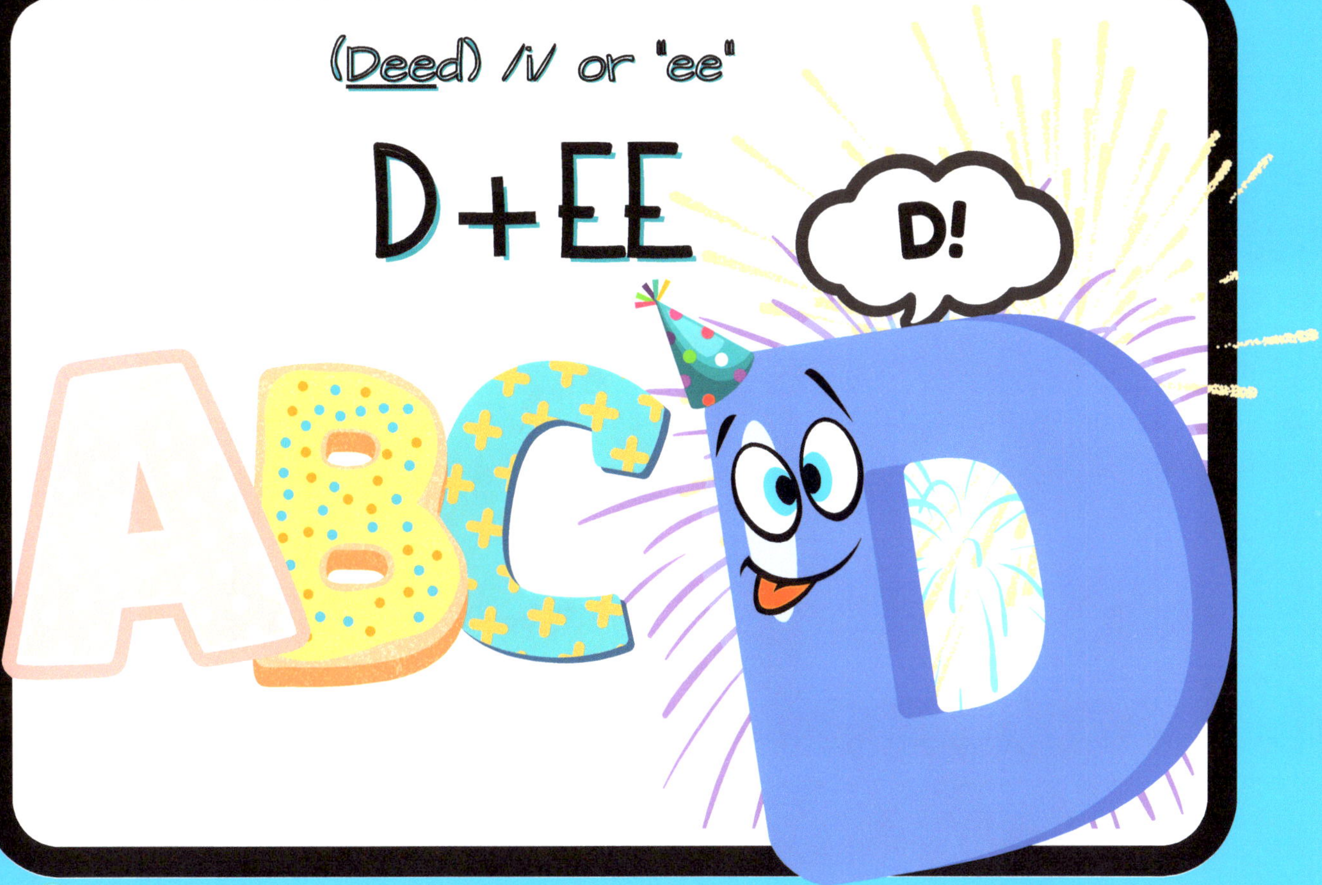

D!

D + EE + P

/i/

Deep!

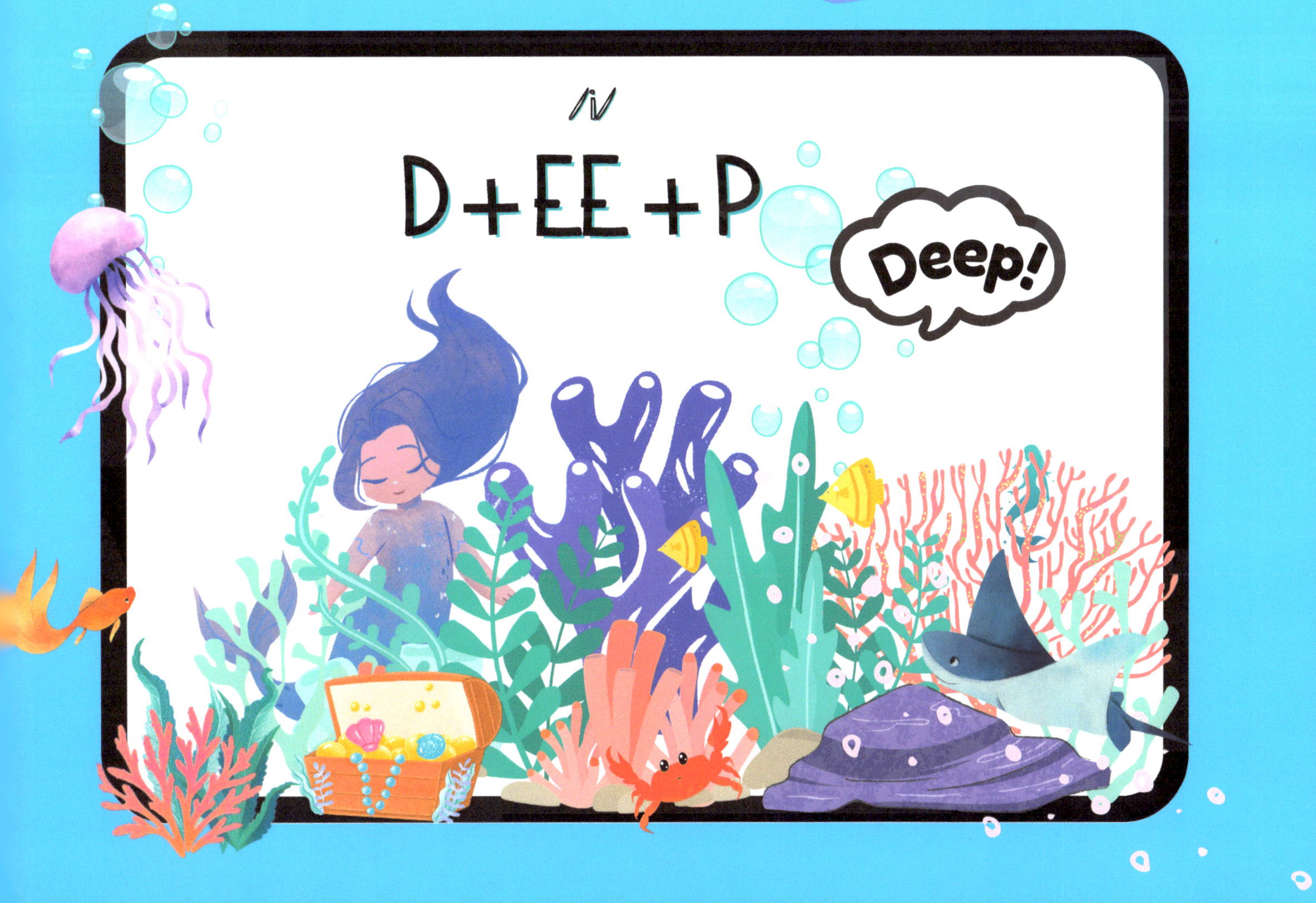

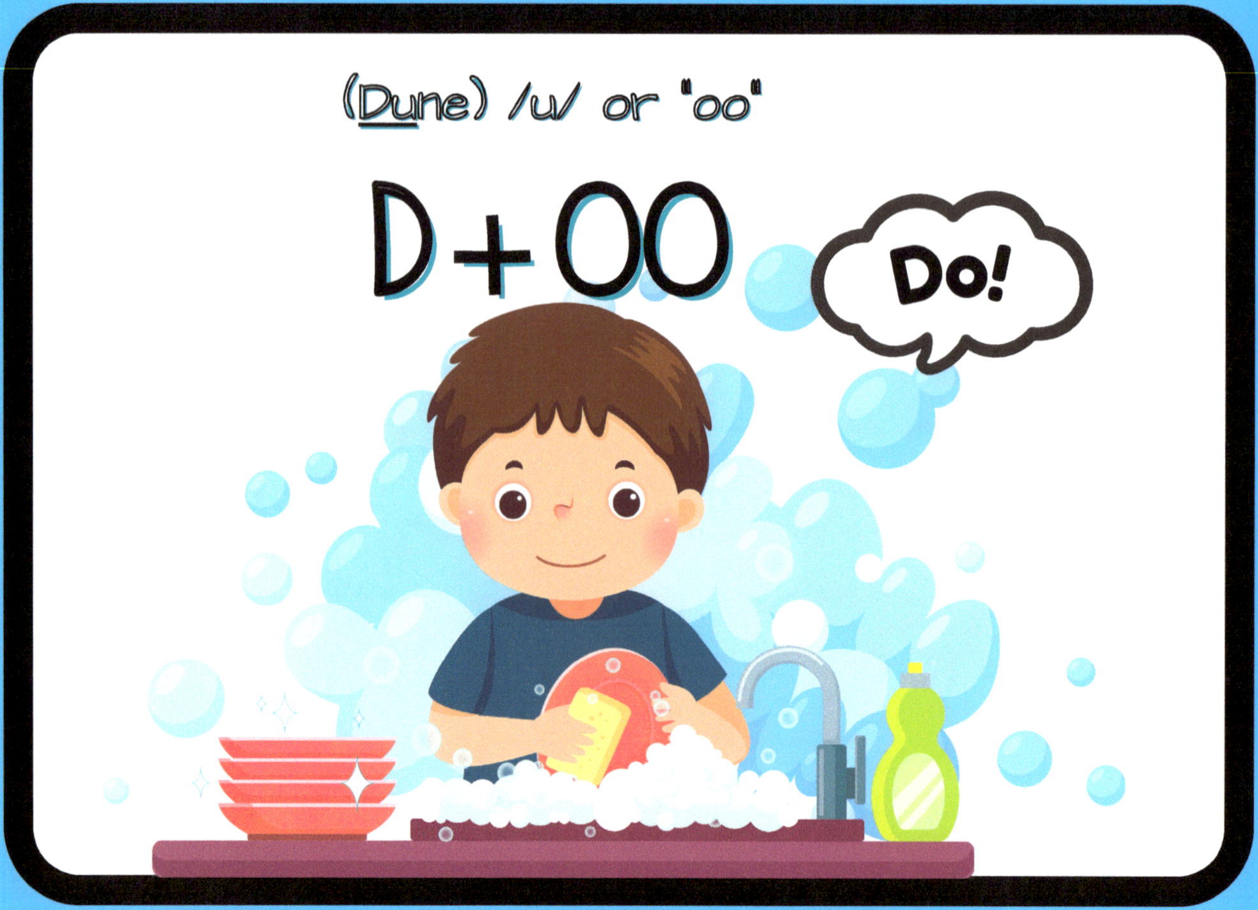

(Dune) /u/ or "oo"

D + OO

Do!

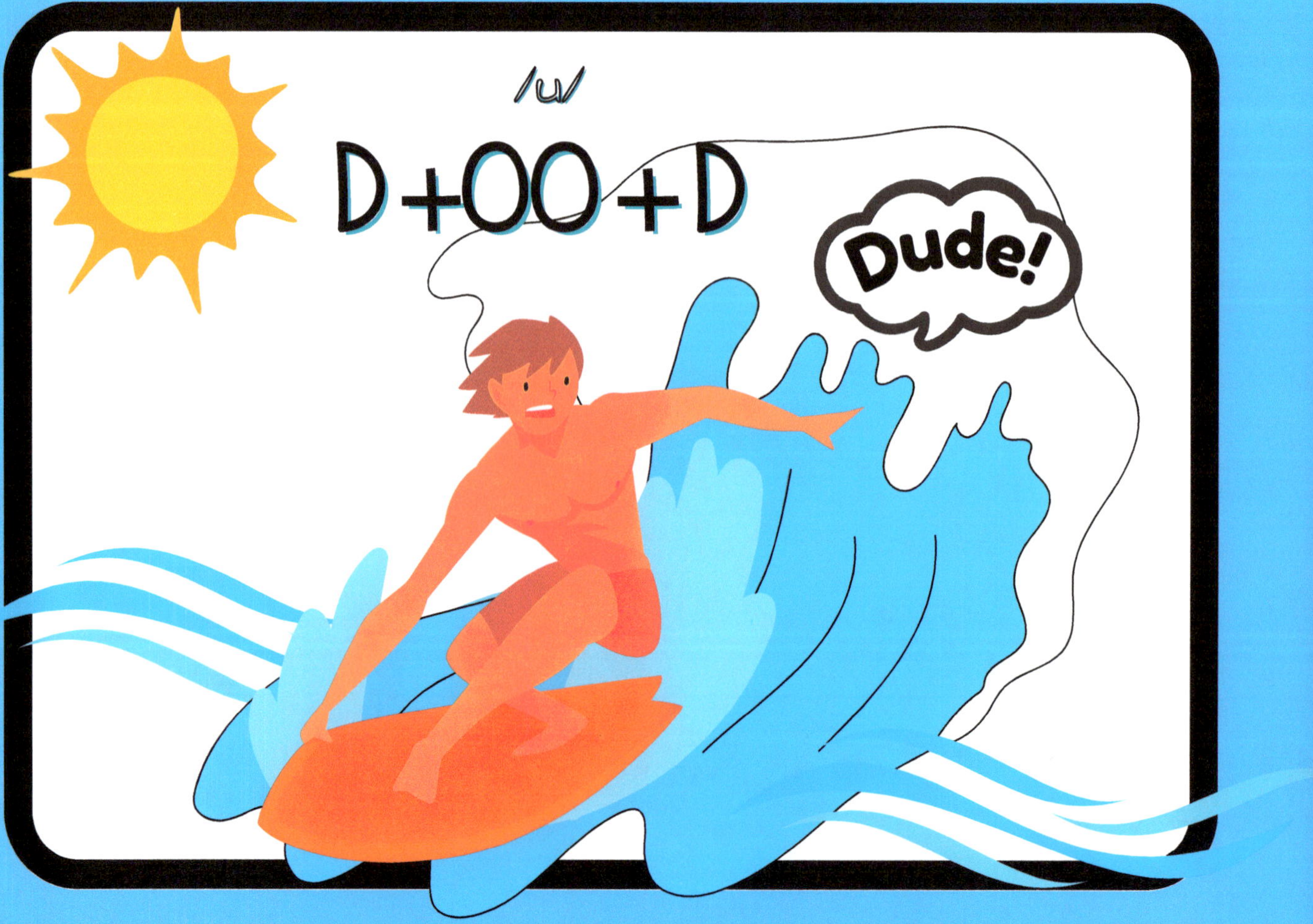

/u/

D + OO + D

Dude!

(Dome) /oʊ/ or "ow"

D + OH

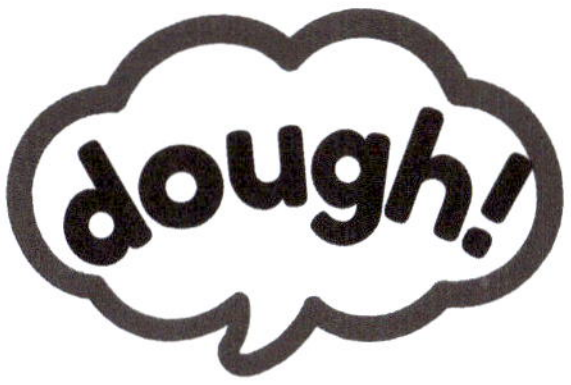

dough!

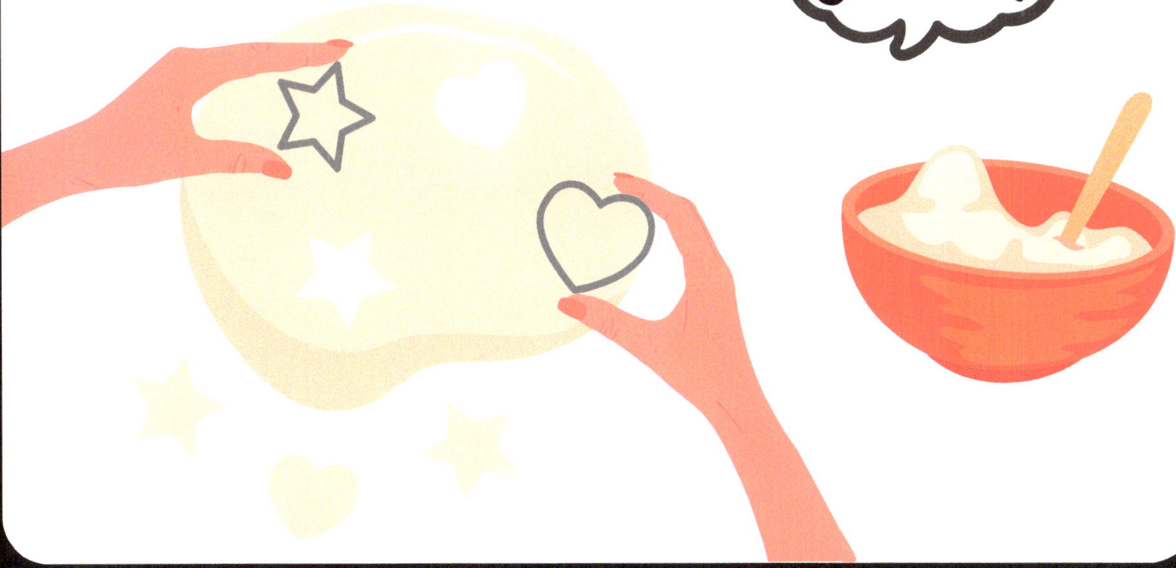

/oʊ/

D + OH + M

Dome!

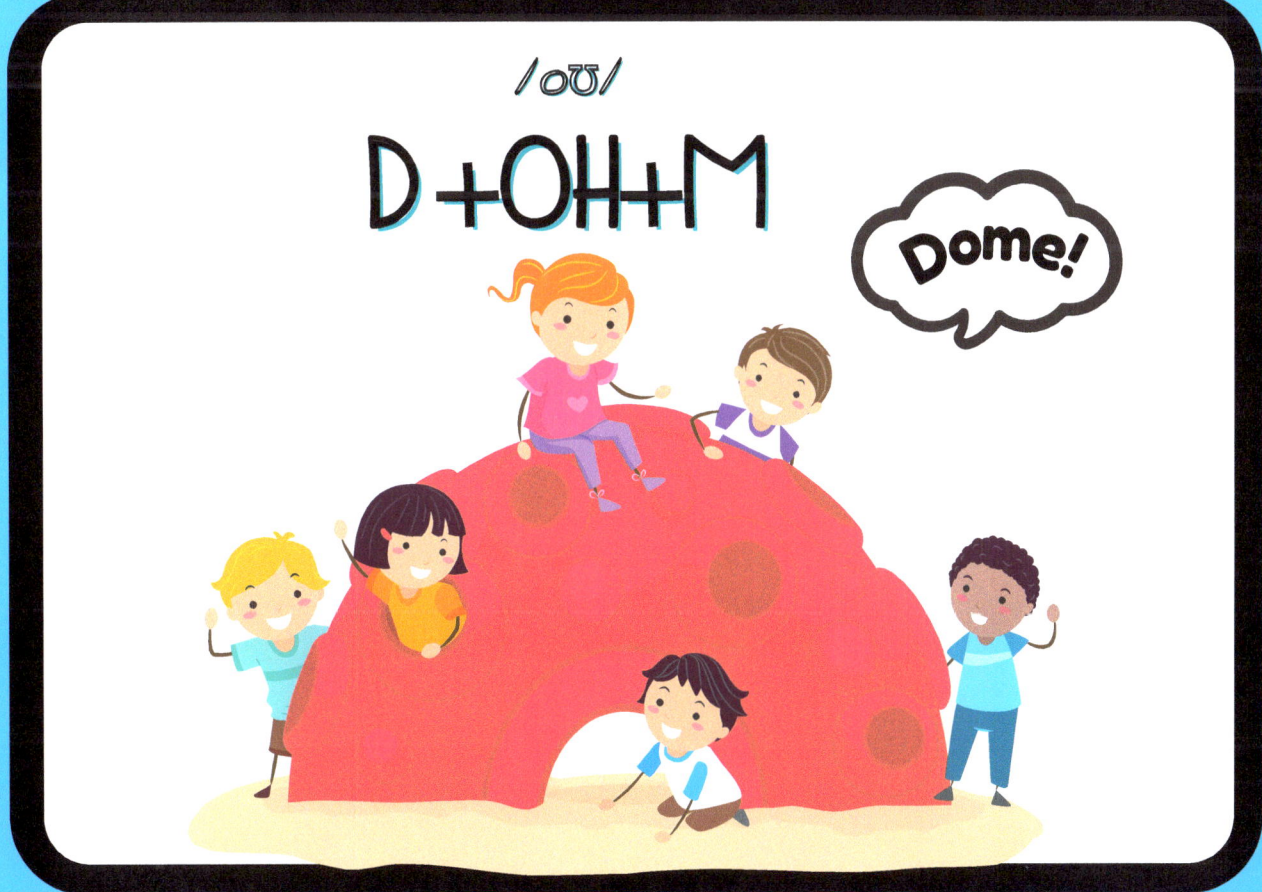

(Dog) /D/ or "aw"
*to the tune of "here comes the bride"
D + AW

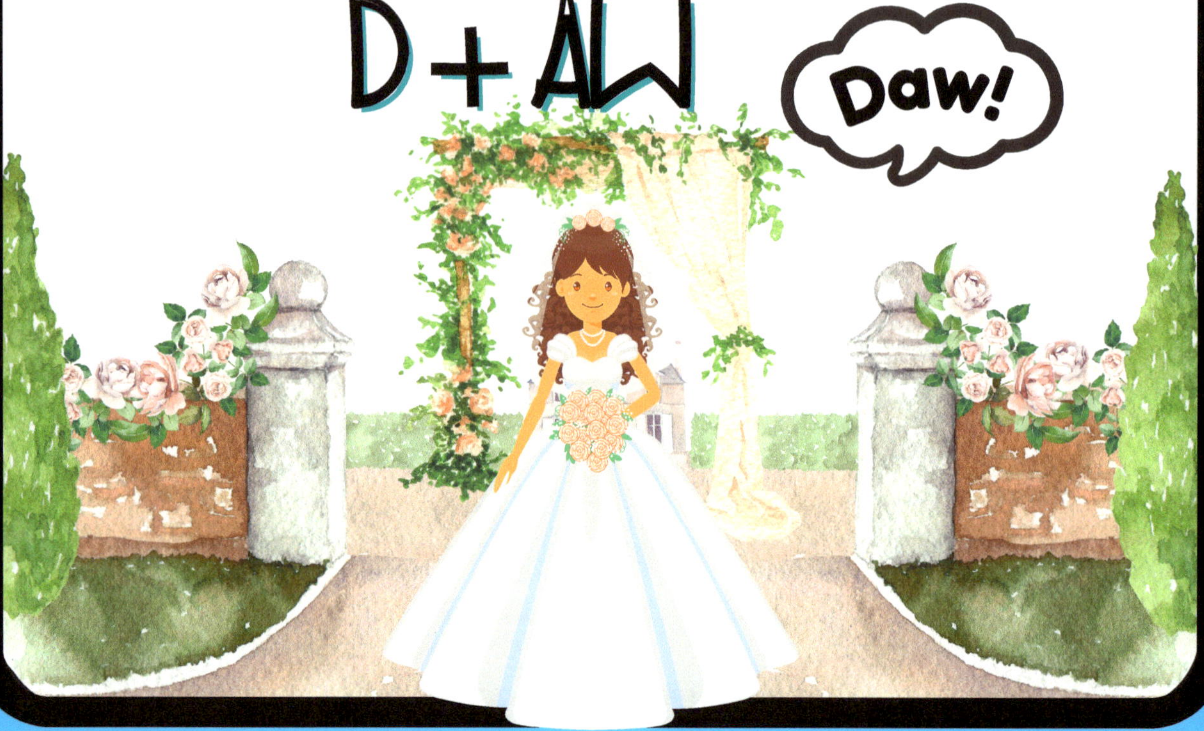

Daw!

/D/
D + AW + G

dog!

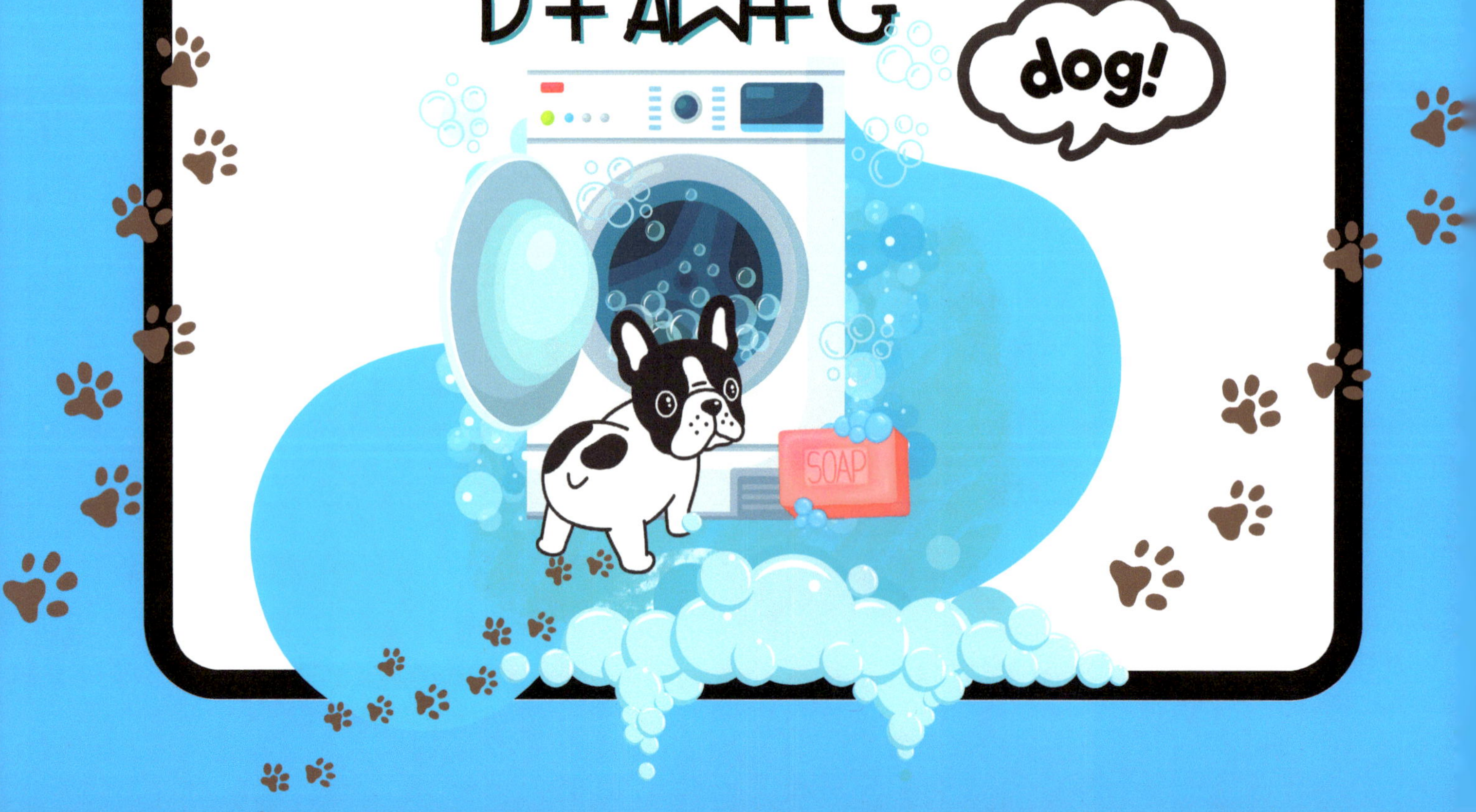

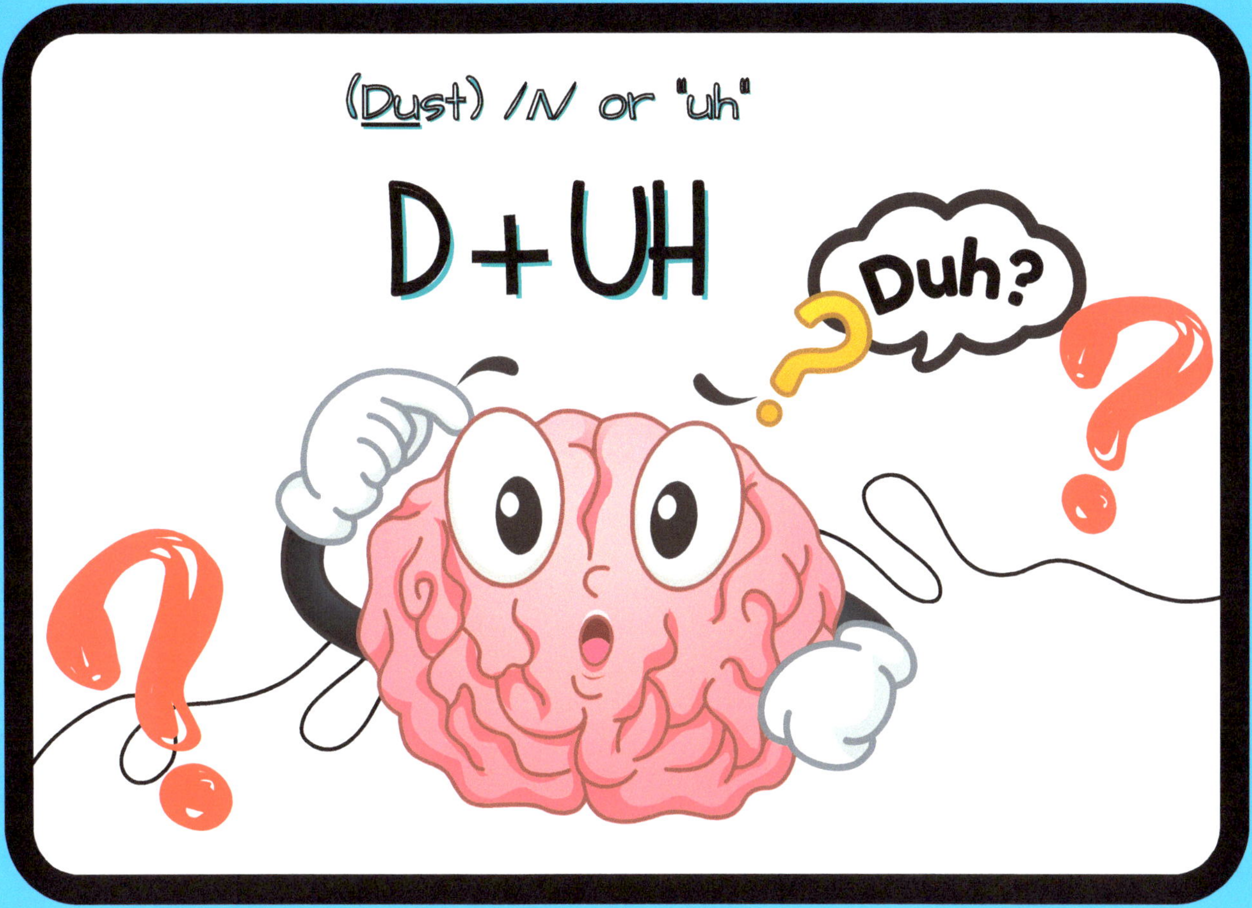

(**D**ust) /ʌ/ or "uh"

D + UH

Duh?

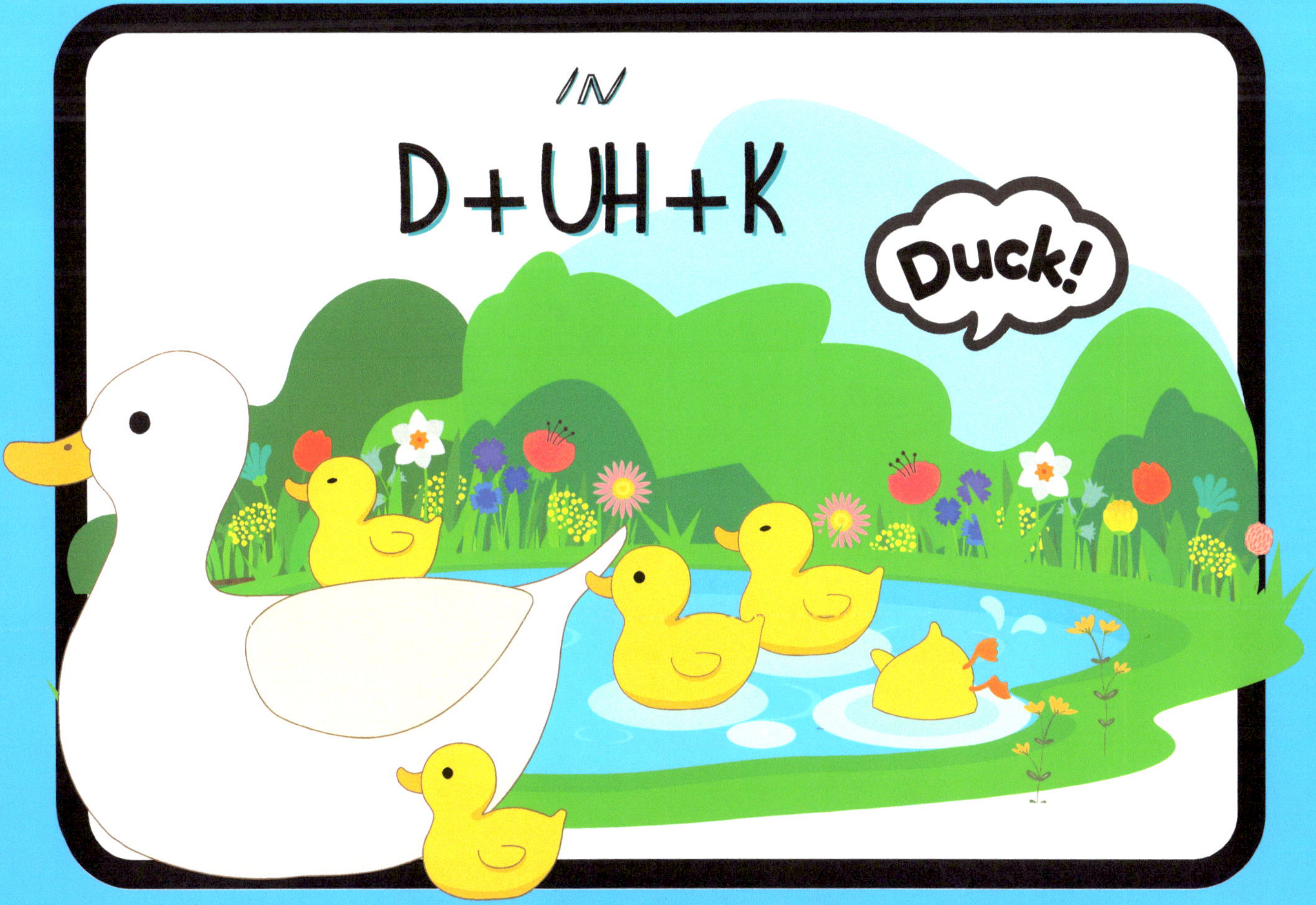

/ʌ/

D + UH + K

Duck!

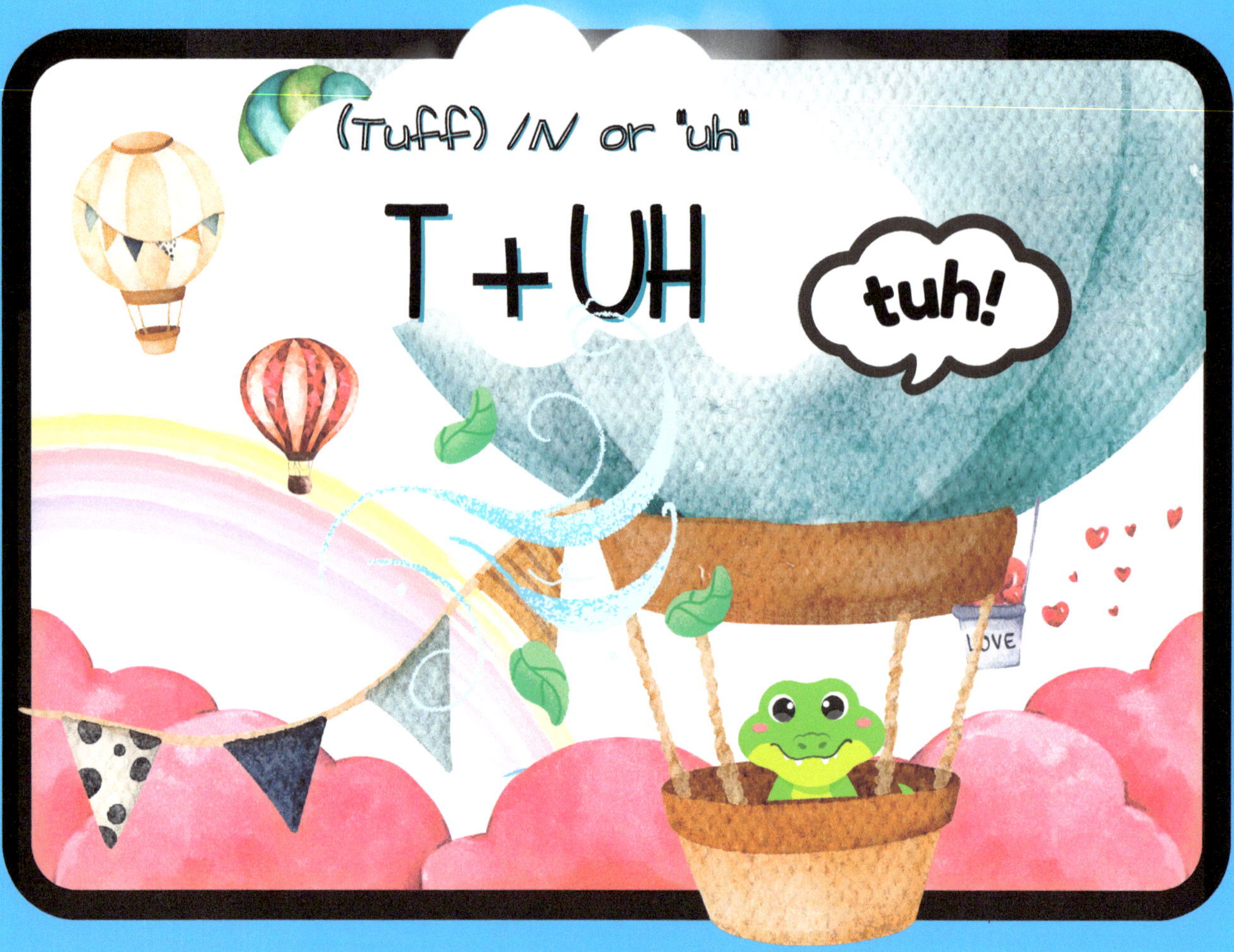

(Tuff) /t/ or "uh"
T + UH
tuh!

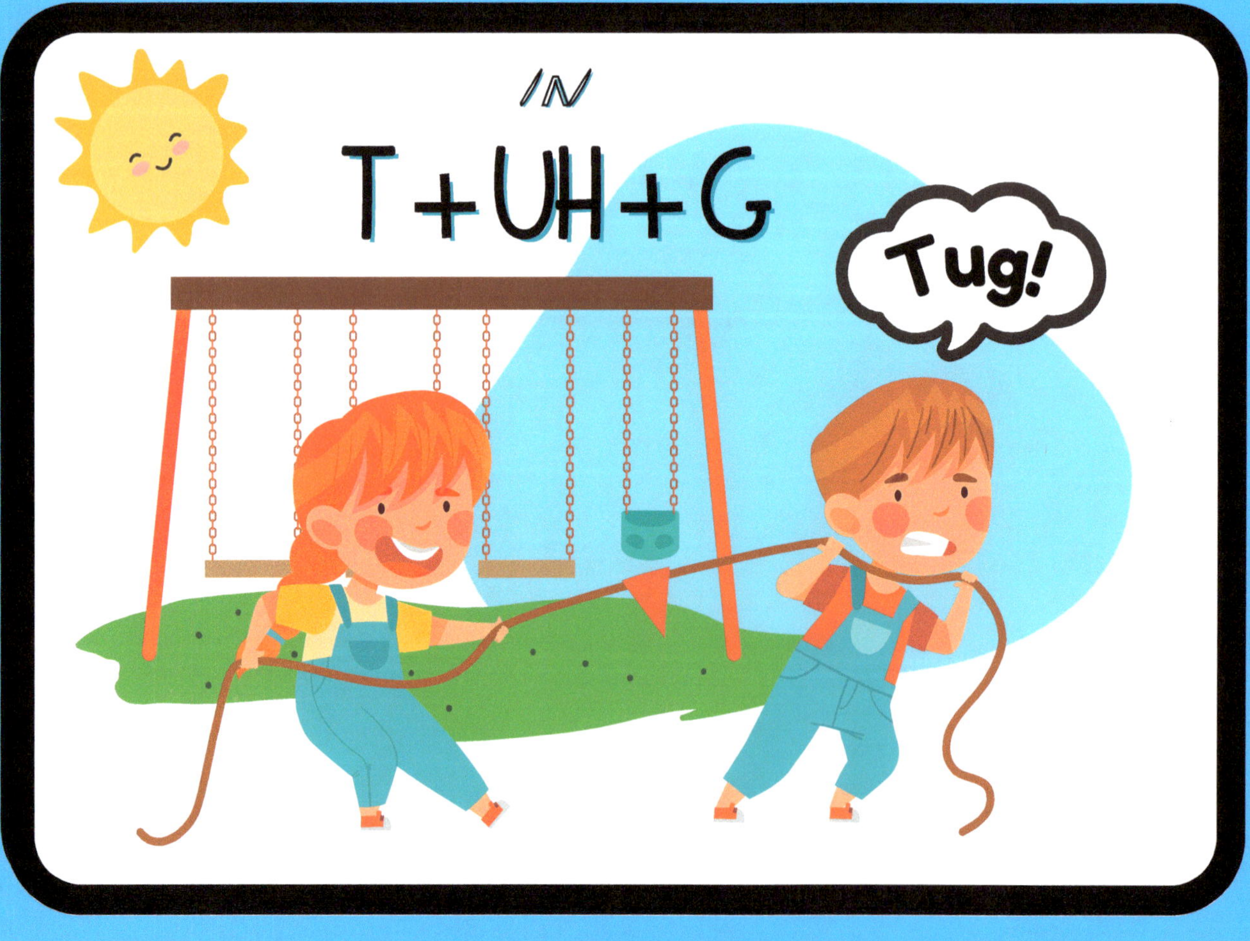

/t/
T + UH + G
Tug!

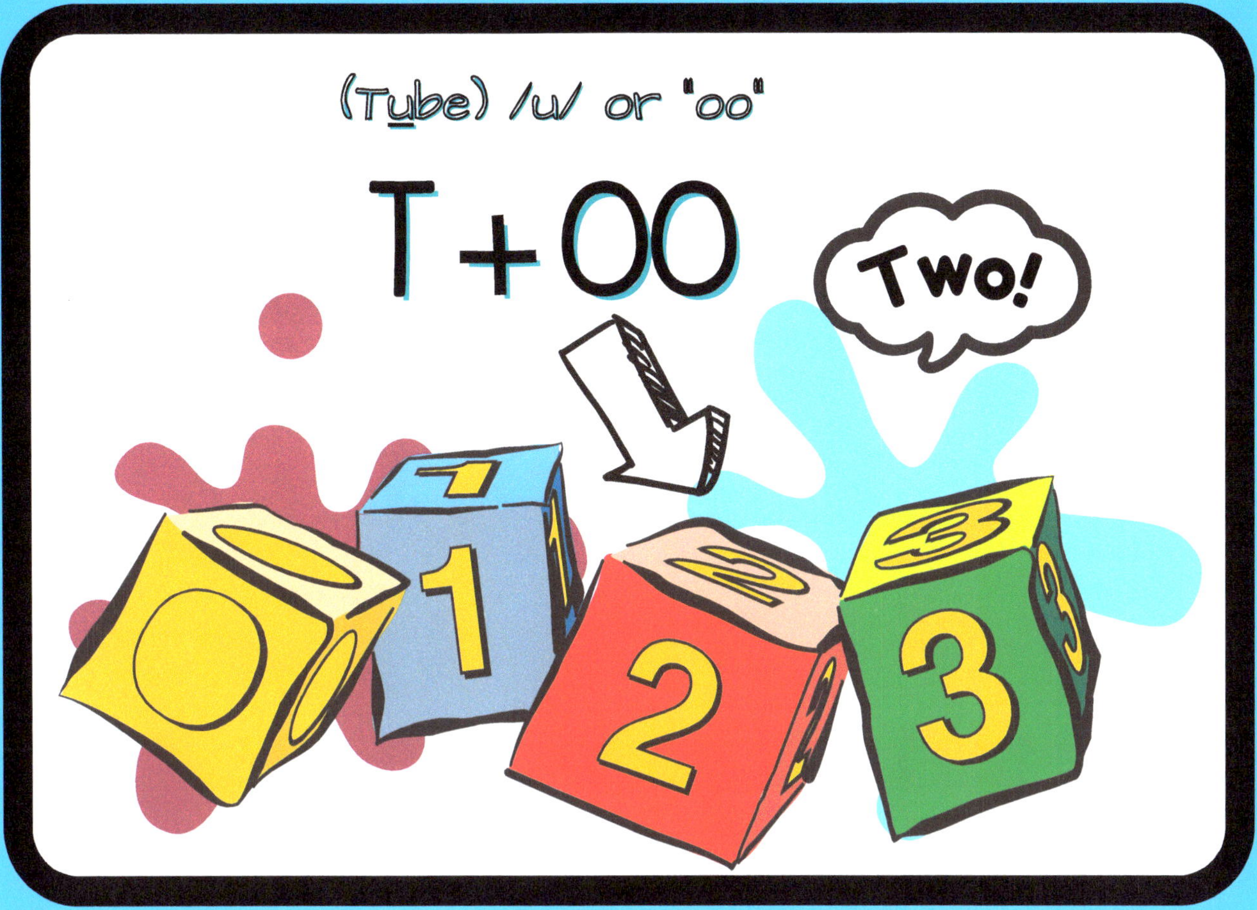

(T<u>u</u>be) /u/ or "oo"

T + OO

Two!

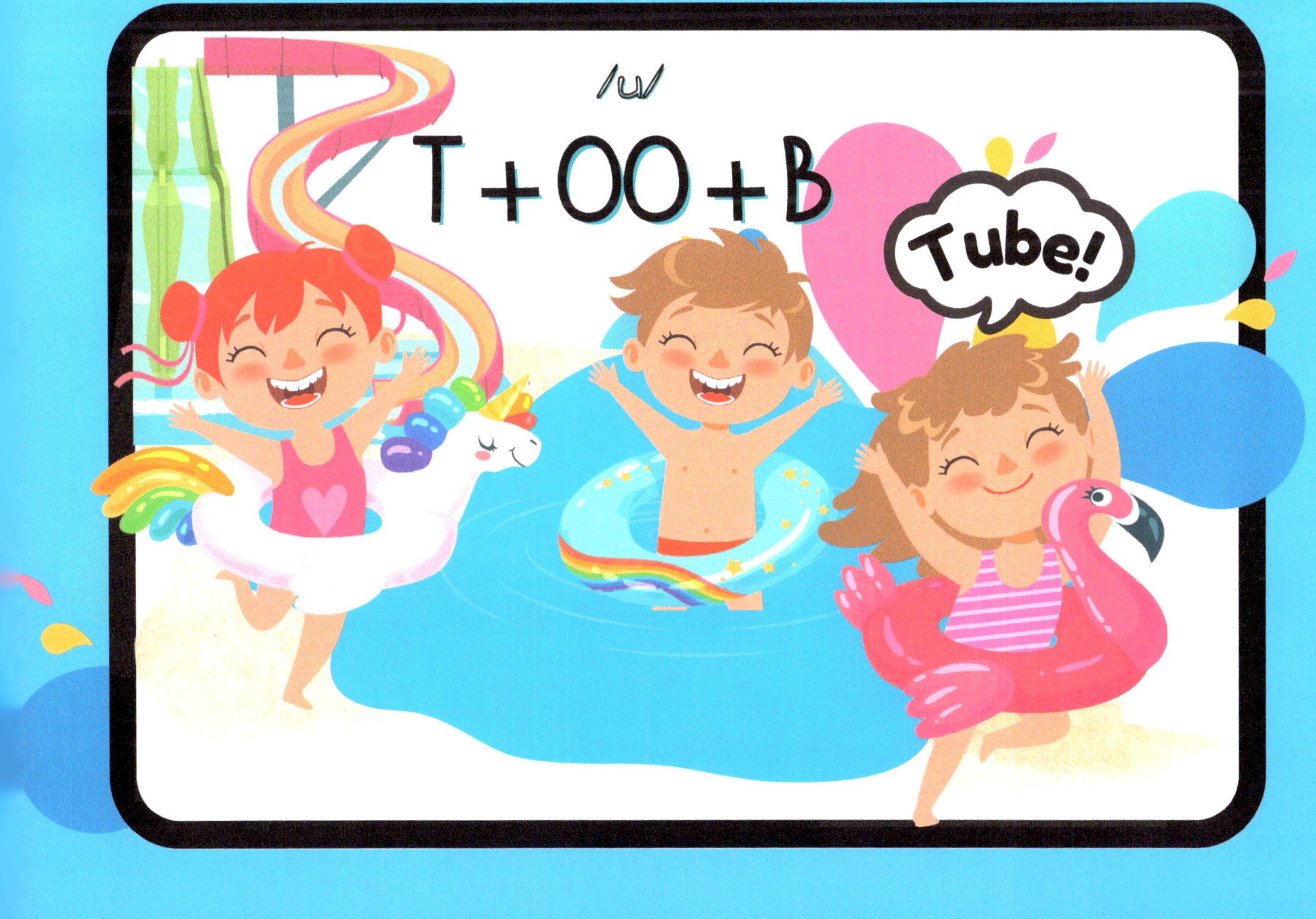

/u/

T + OO + B

Tube!

(T̲oken) /əʊ/ or "oh"

T + OH

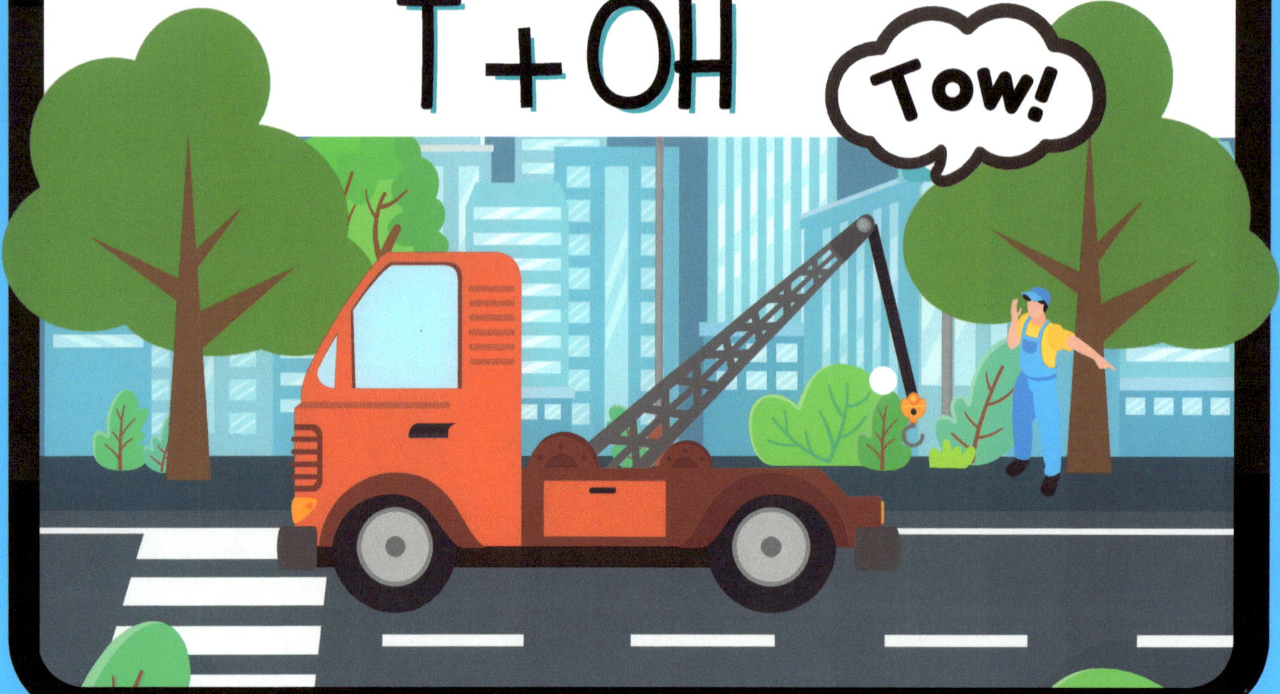

"Tow!"

/əʊ/

T + OH + D

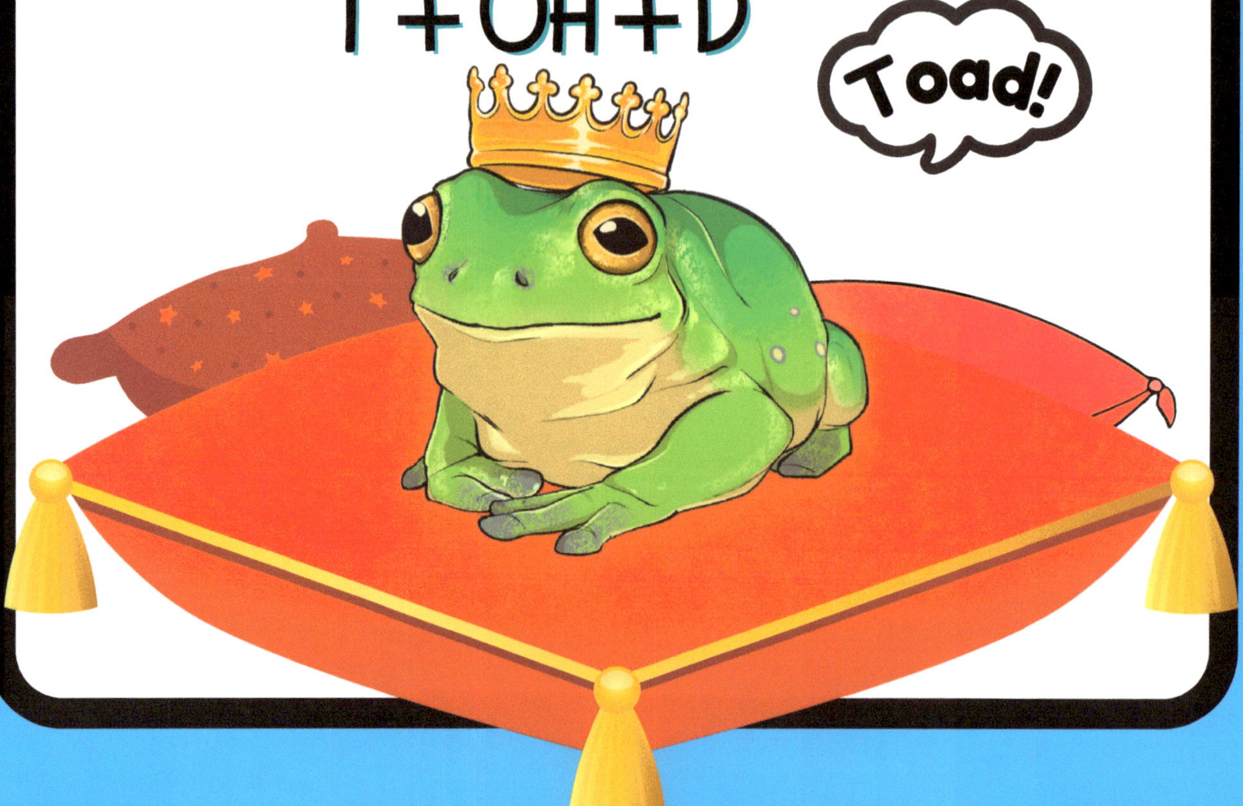

"Toad!"

(**T**oddler) /ɒ/ or "aw"

T + AW

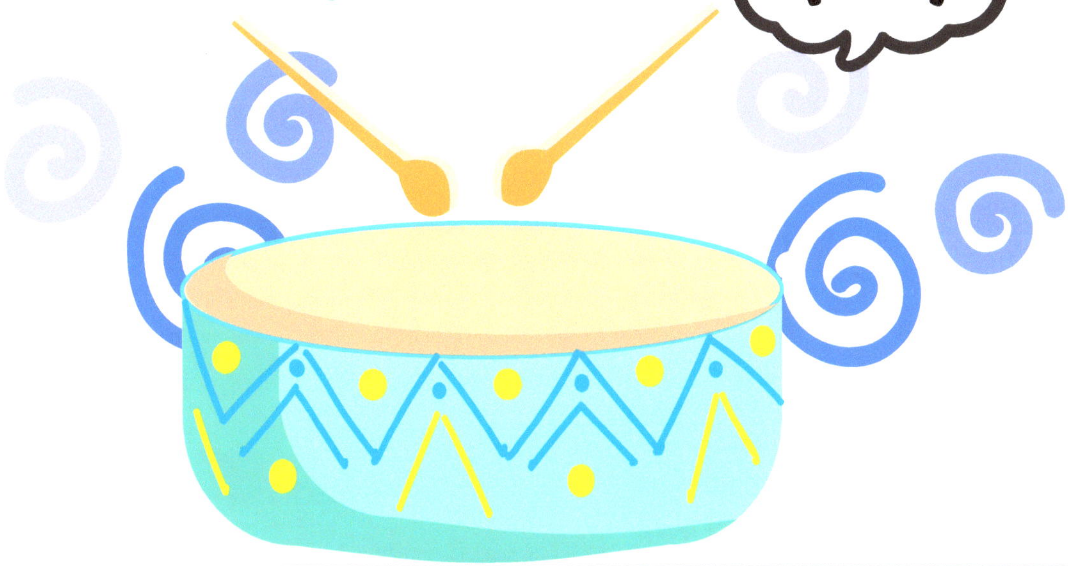

Taw!

/ɒ/
T + AW + P

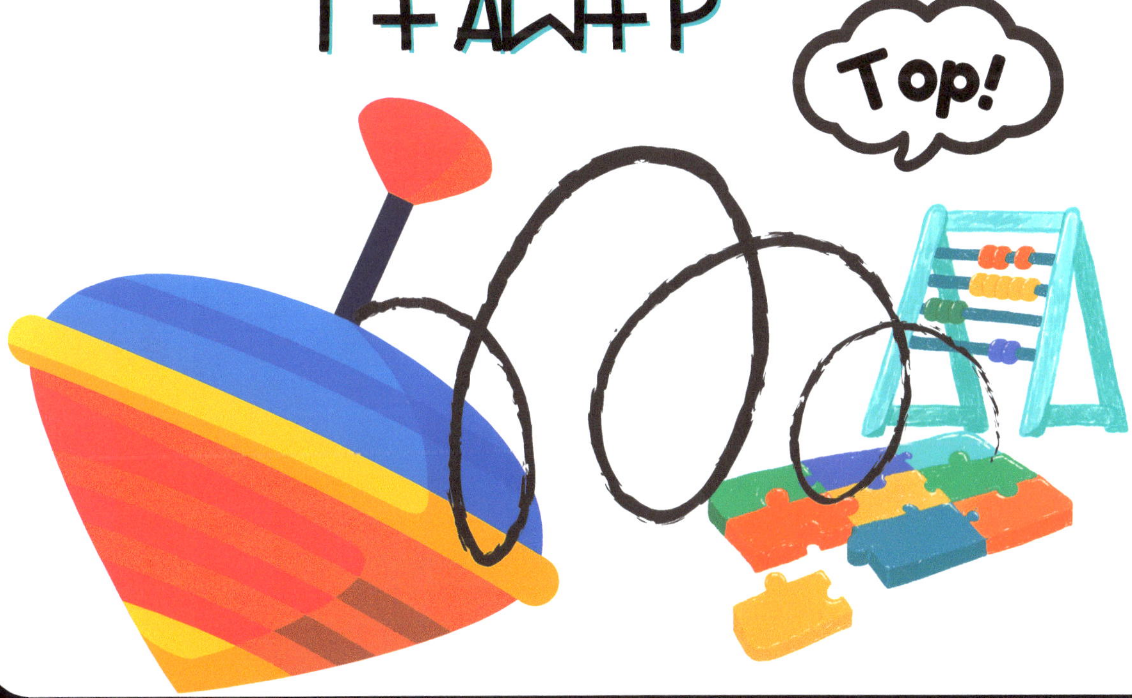

Top!

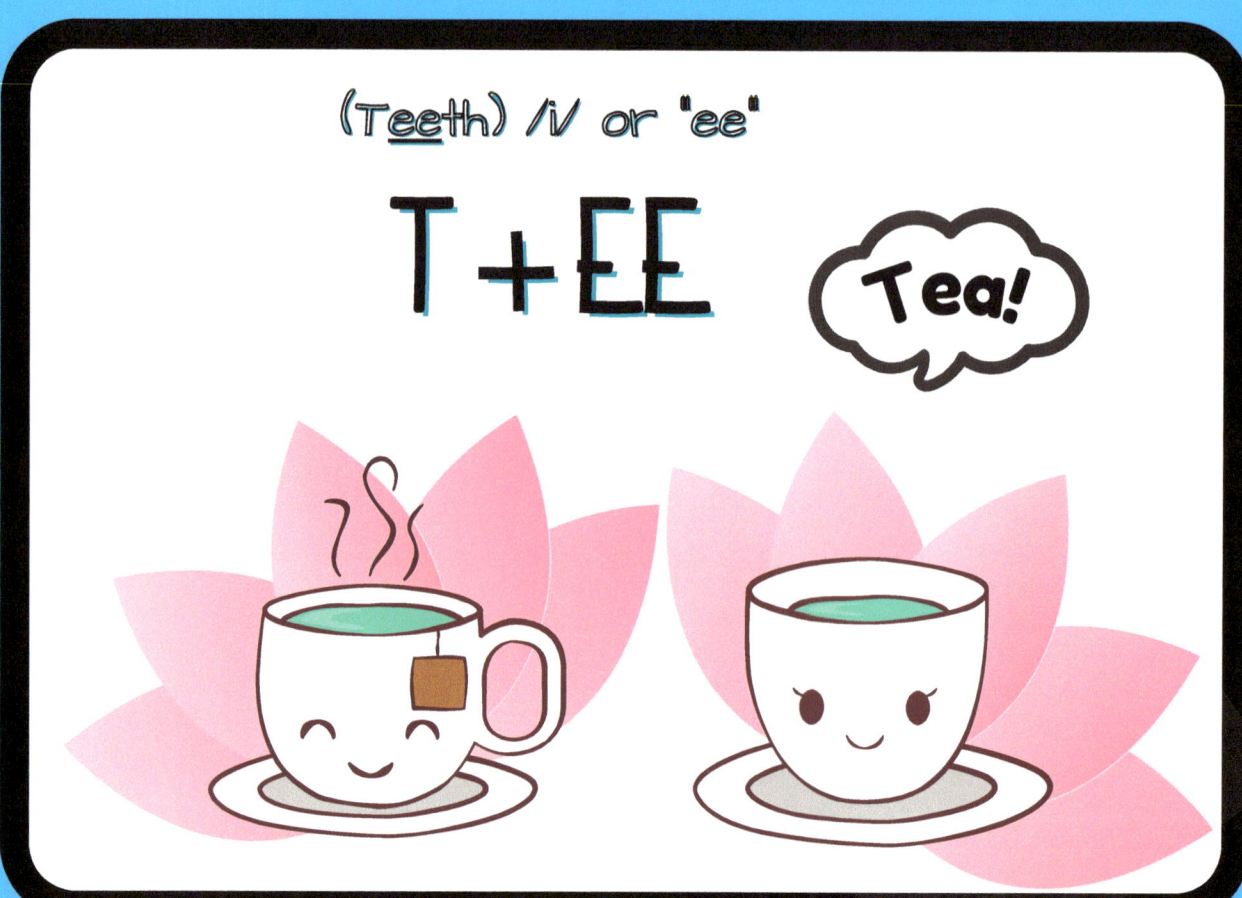

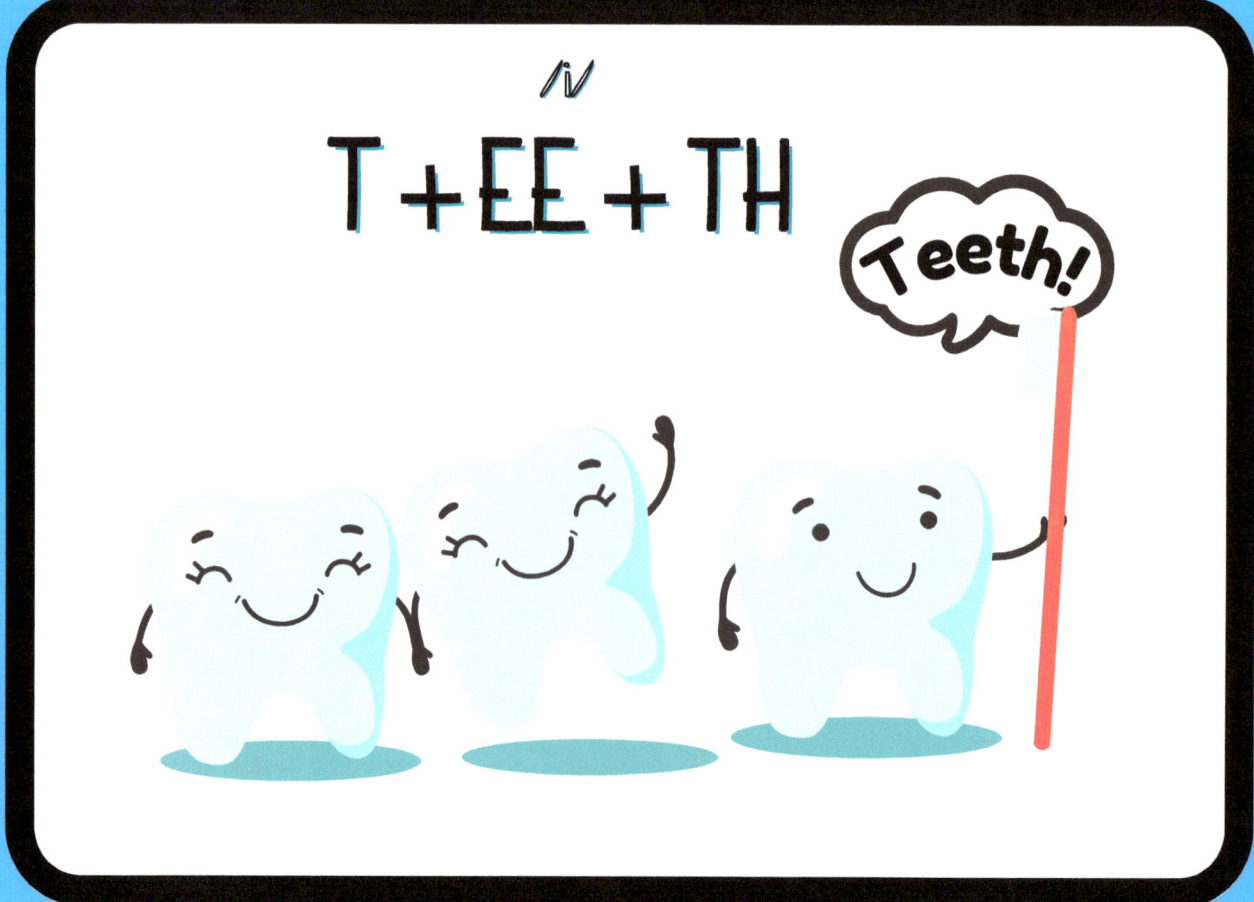

(Yacht) /a/ or "ah"

Y + AH

*German 'yes'

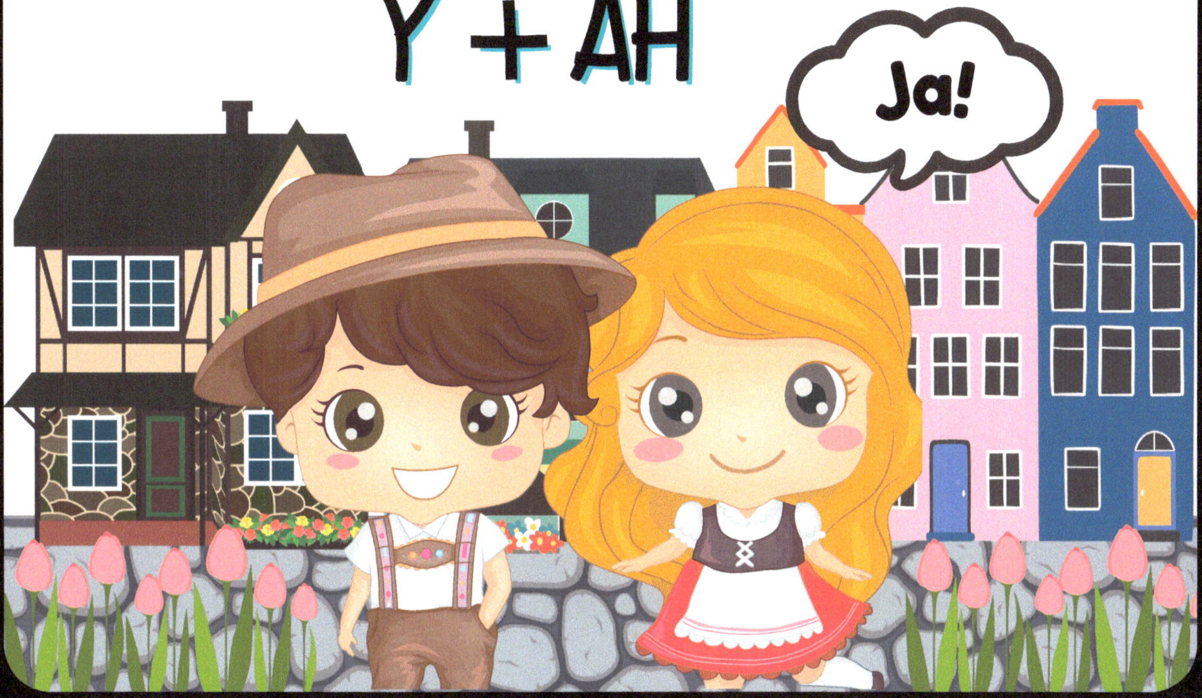

Ja!

/a/

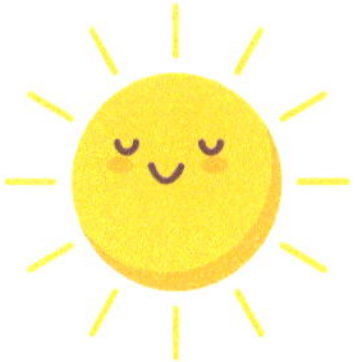

Y + AH + T

Yacht!

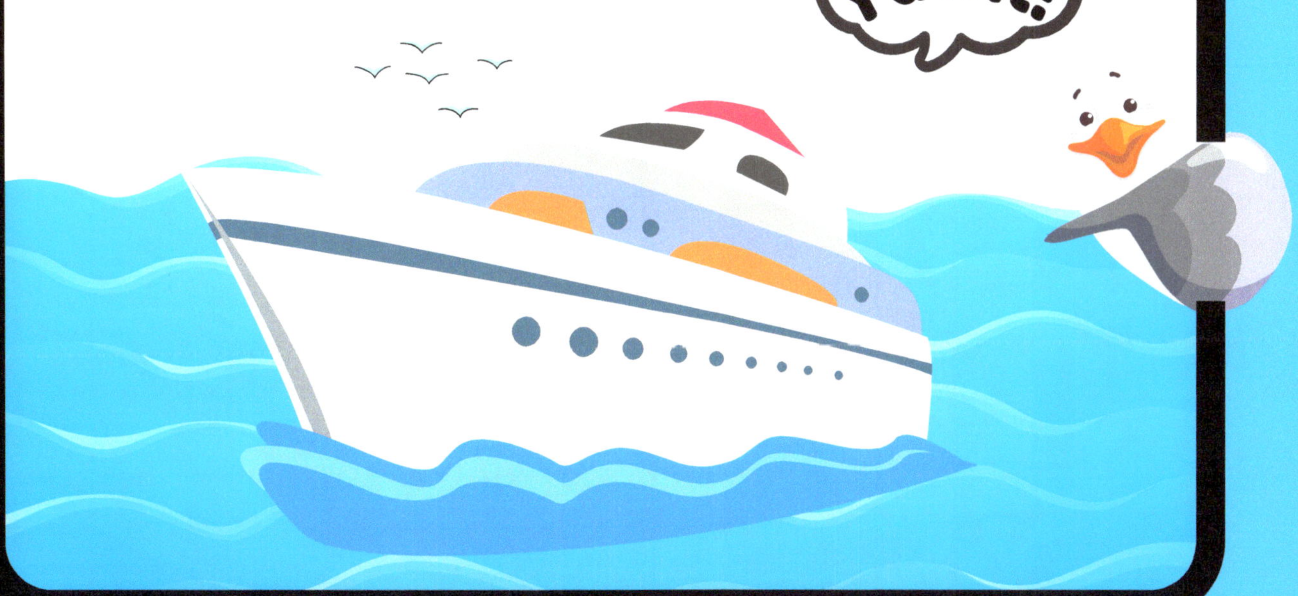

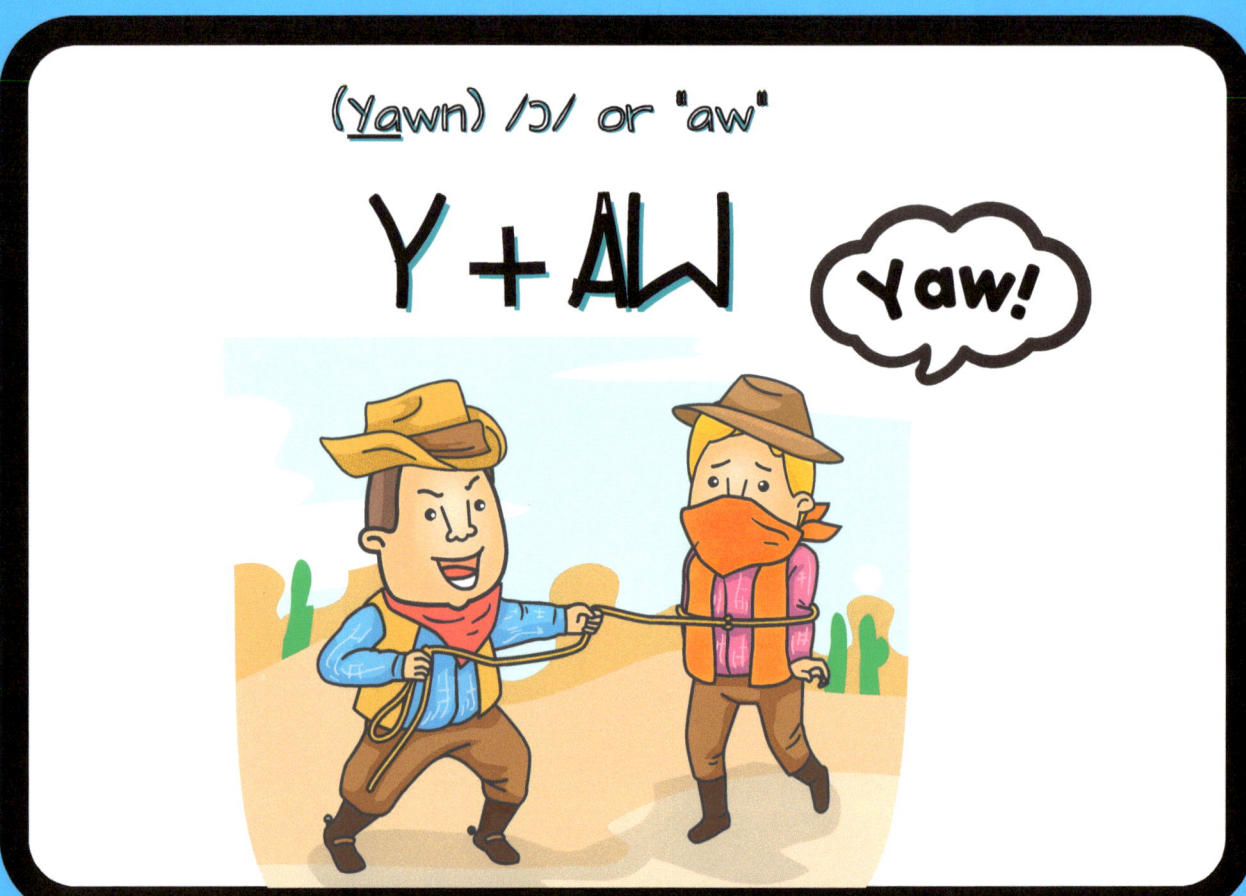

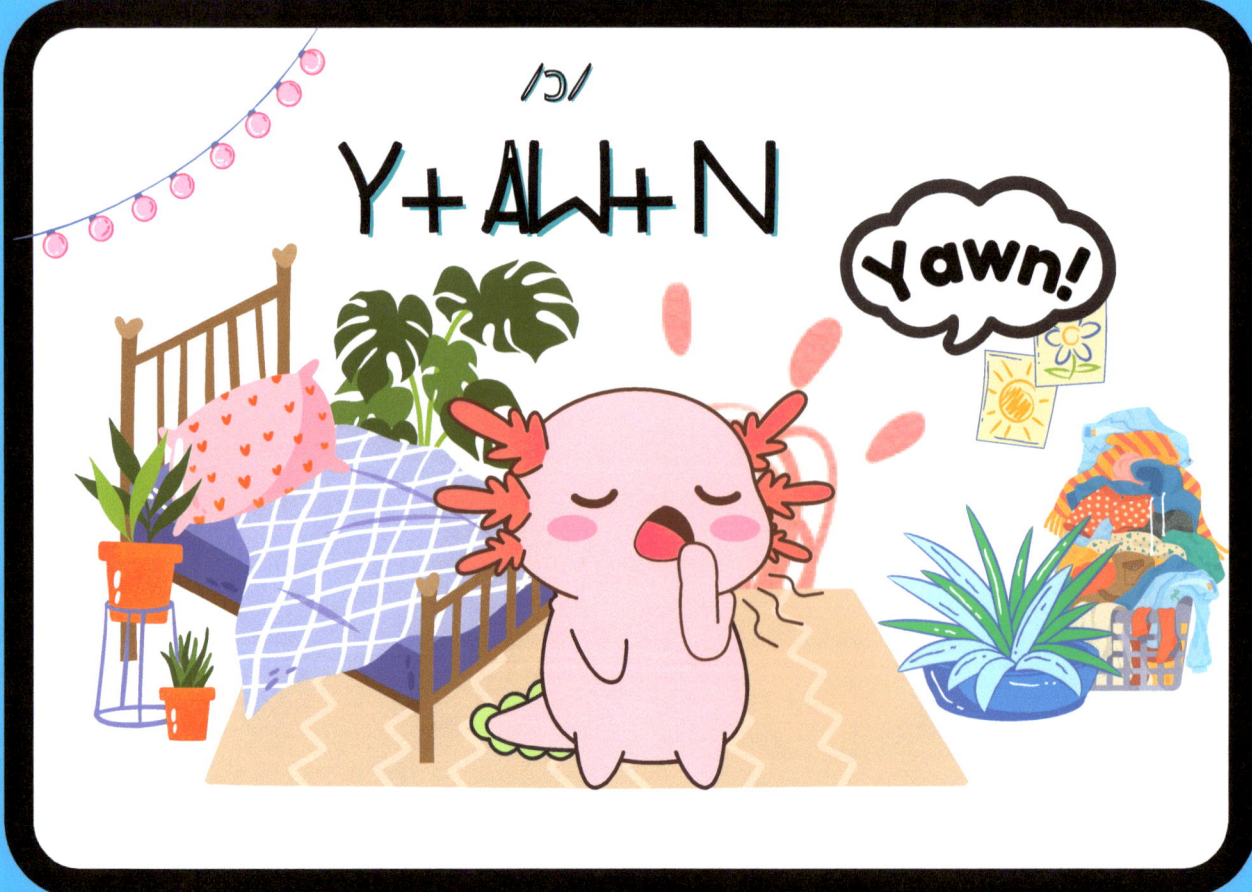

(**u**kulele) /u/ or 'oo'

Y + OO

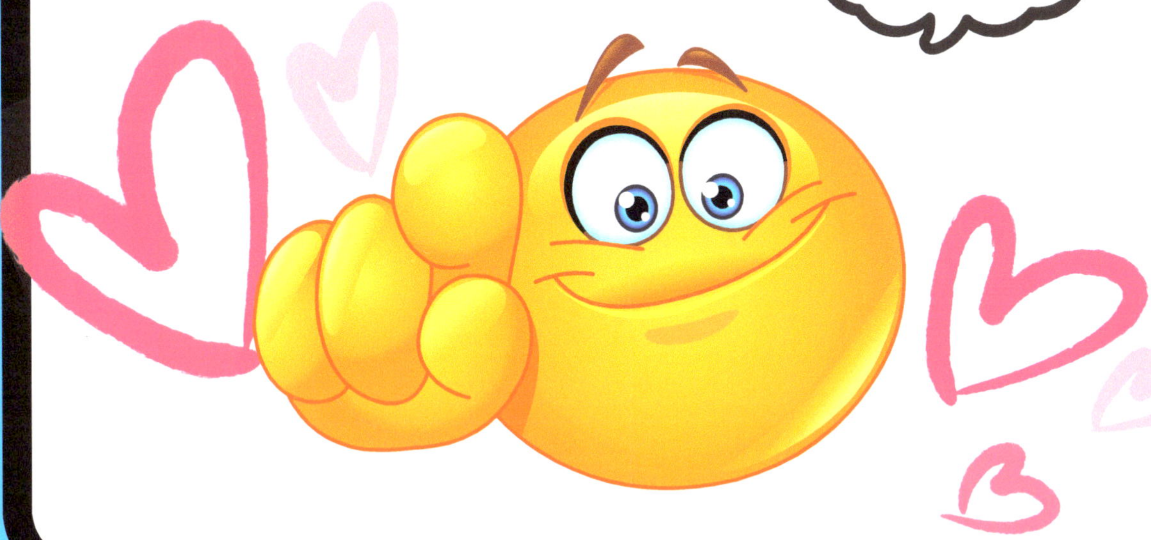

You!

/u/
Y + OO + K

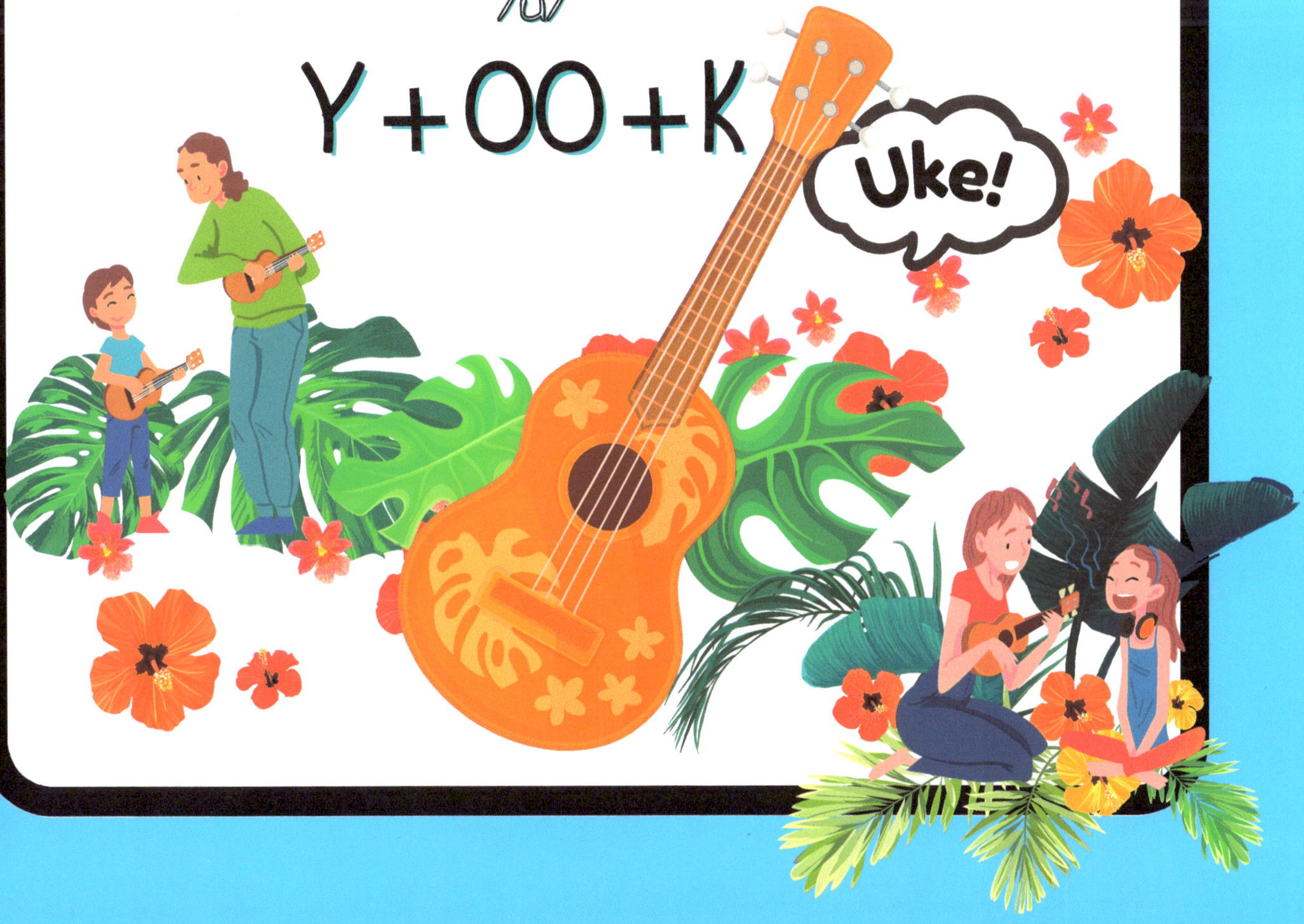

Uke!

(Yuck) /ʌ/ or "uh"

Y + UH

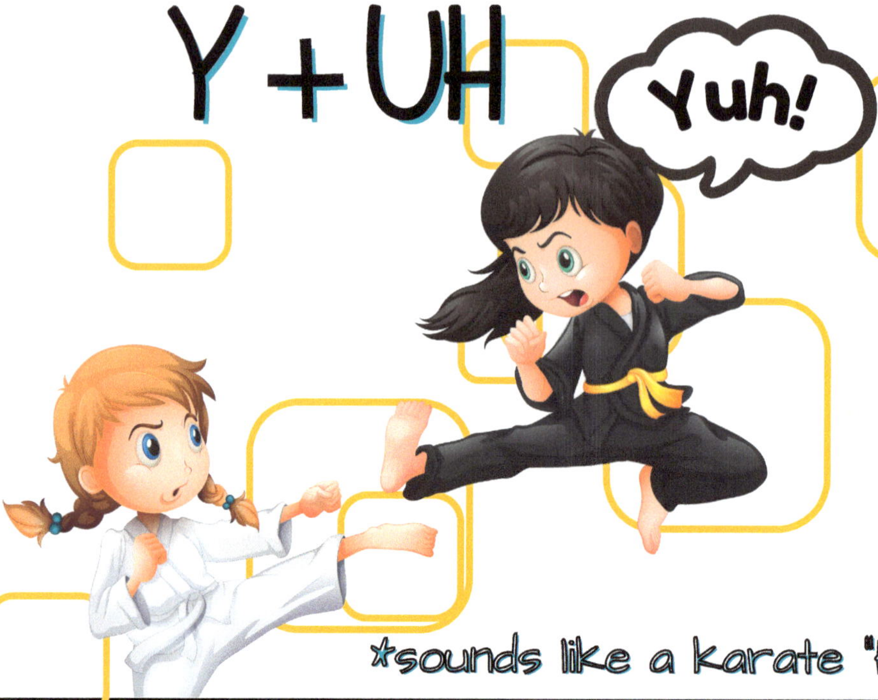

"Yuh!"

*sounds like a karate "Hiya"

/ʌ/

Y + UH + M

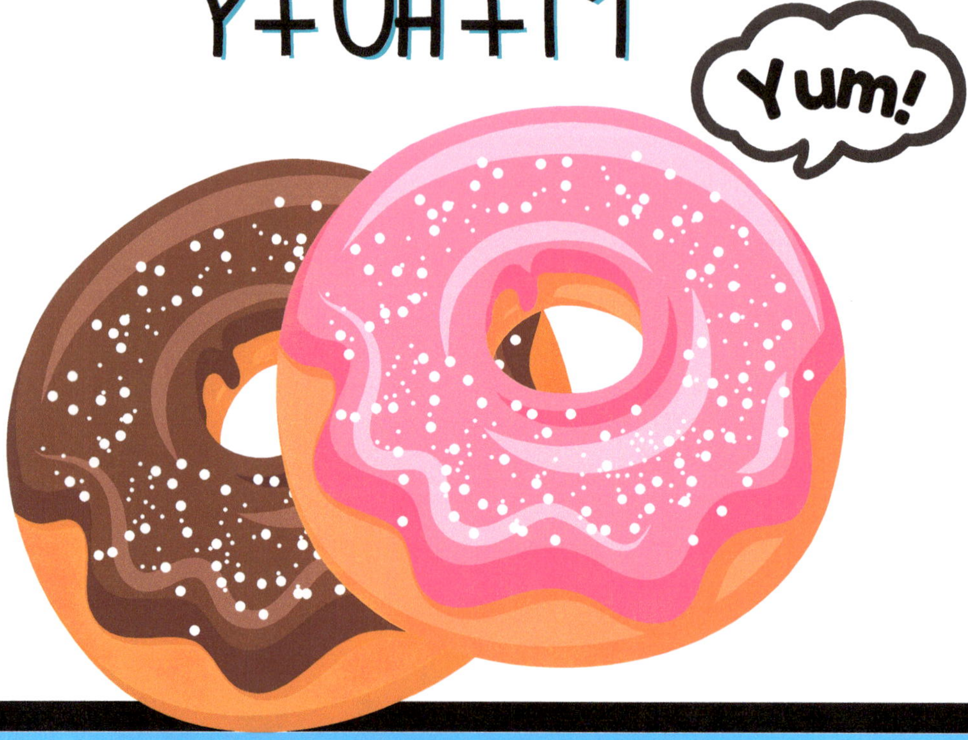

"Yum!"

(Y̲am) /æ/ or "ah"

Y + AH

Yeah!

/æ/

Y + AH + K

Yak!

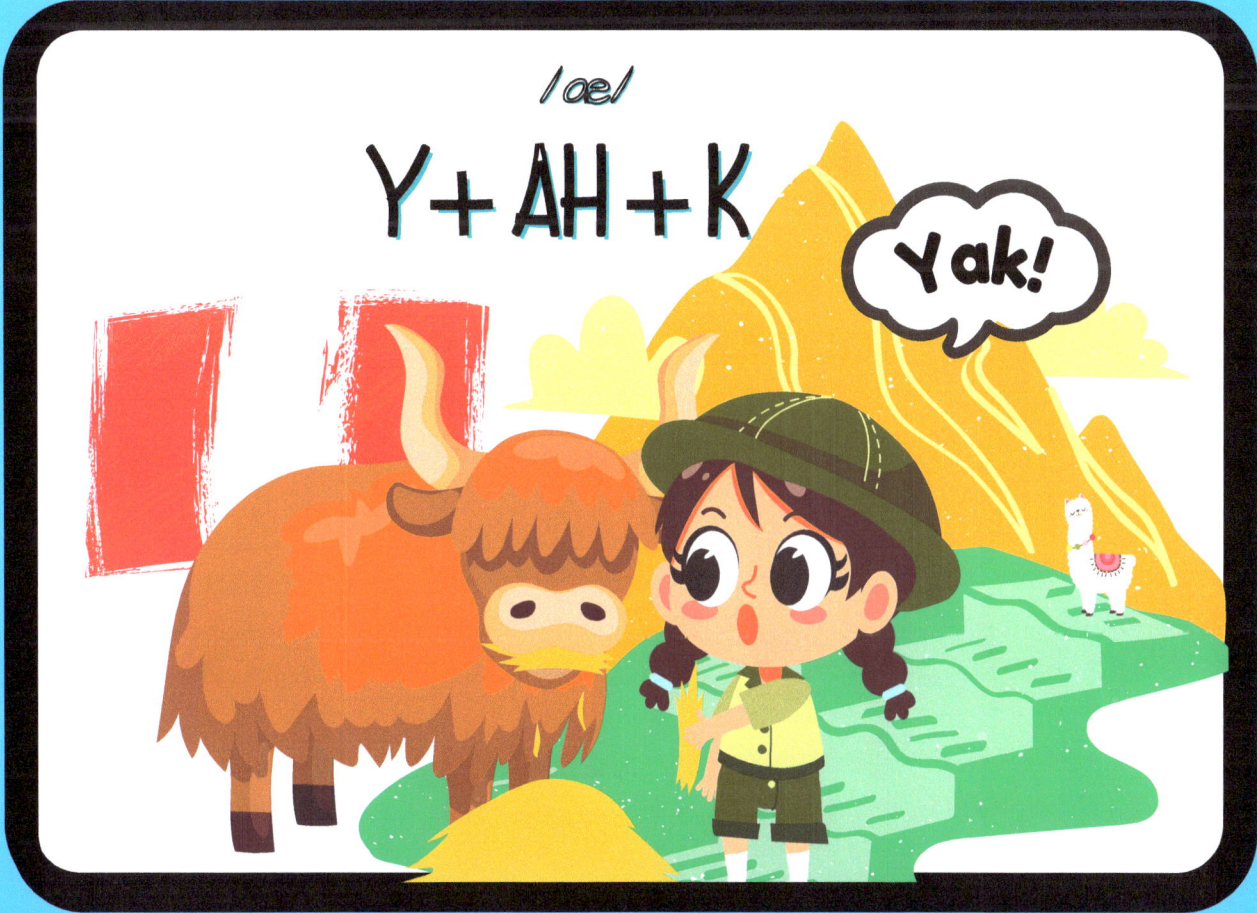

(<u>F</u>ollow) /a/ or "aw"

F + AW

Faw!

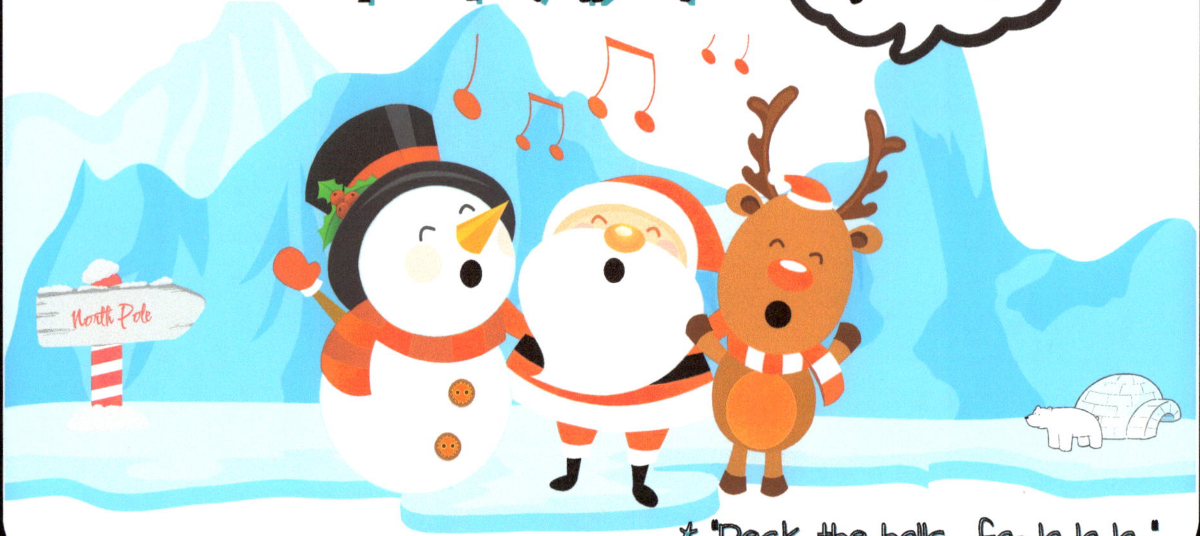

* "Deck the halls... <u>fa</u>- la la la.."

/a/

F + AW + G

Fog!

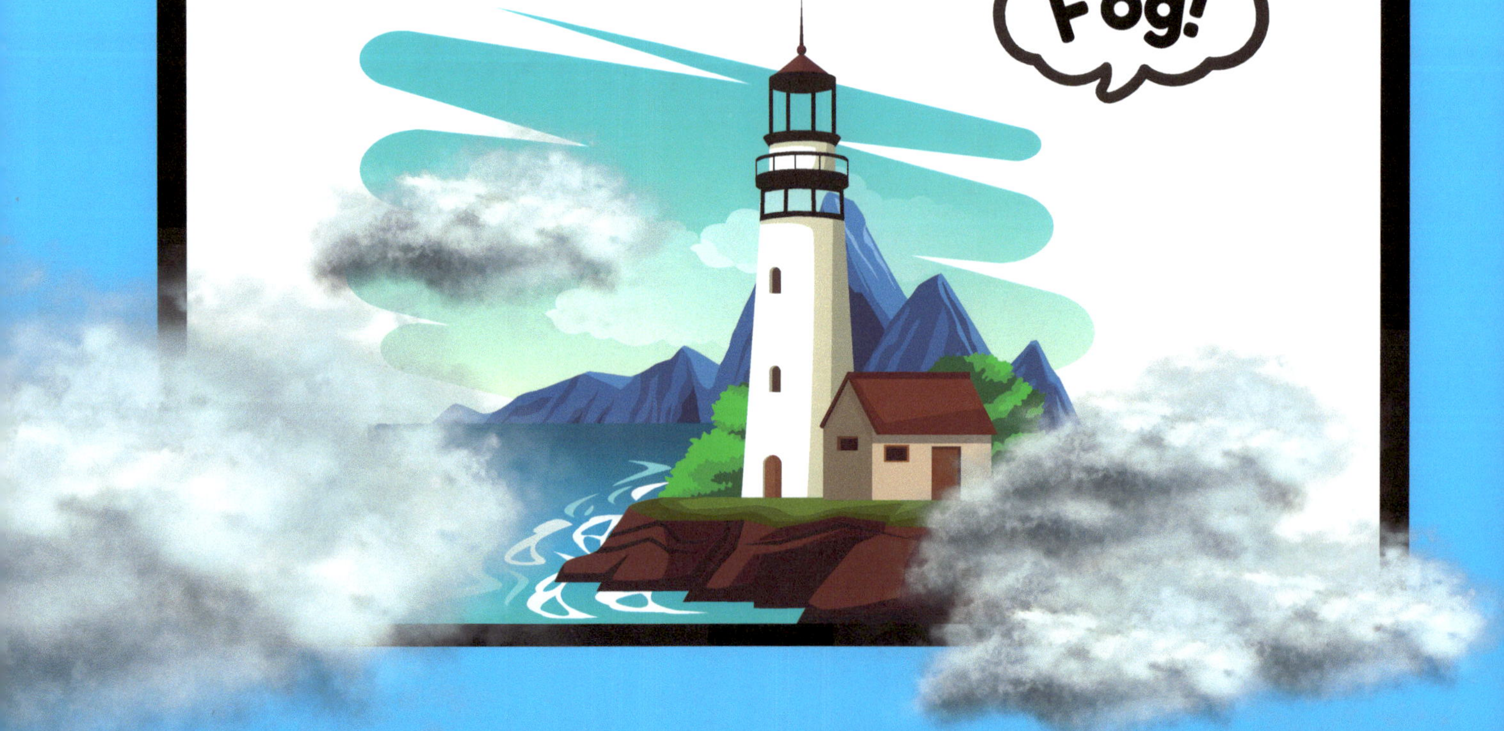

(Fuss) /N or "uh"

F + UH

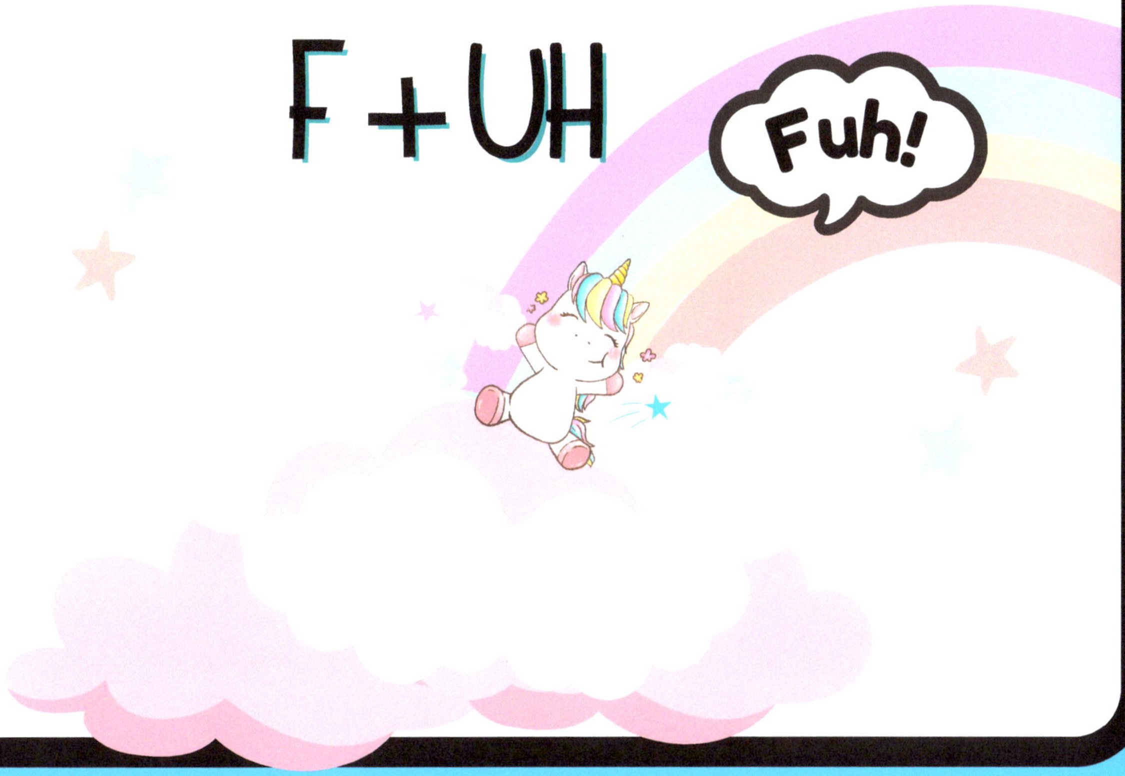

Fuh!

/N

F + UH + N

Fun!

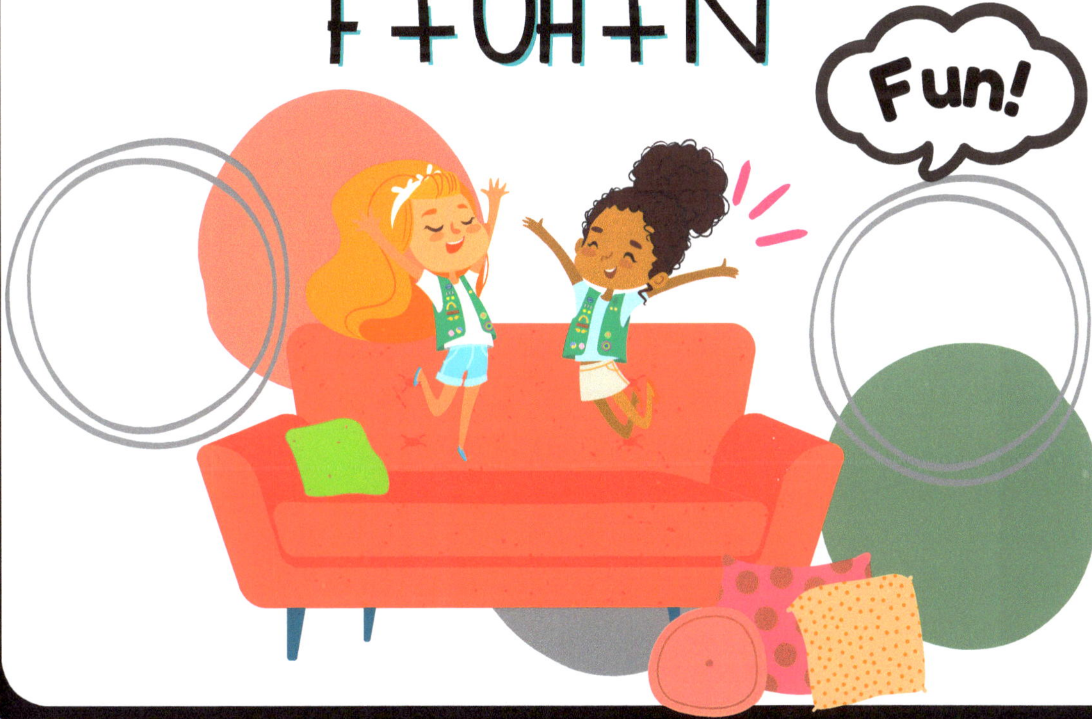

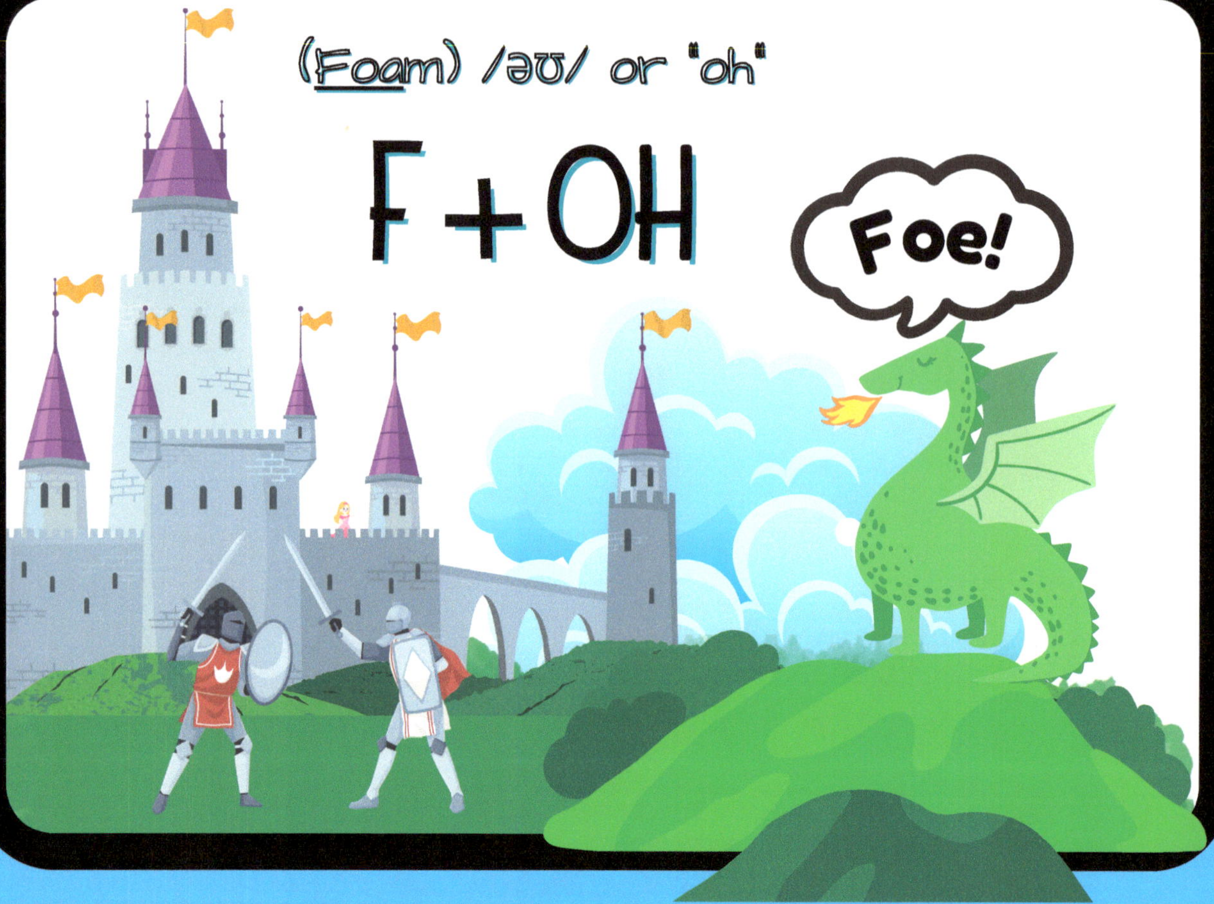

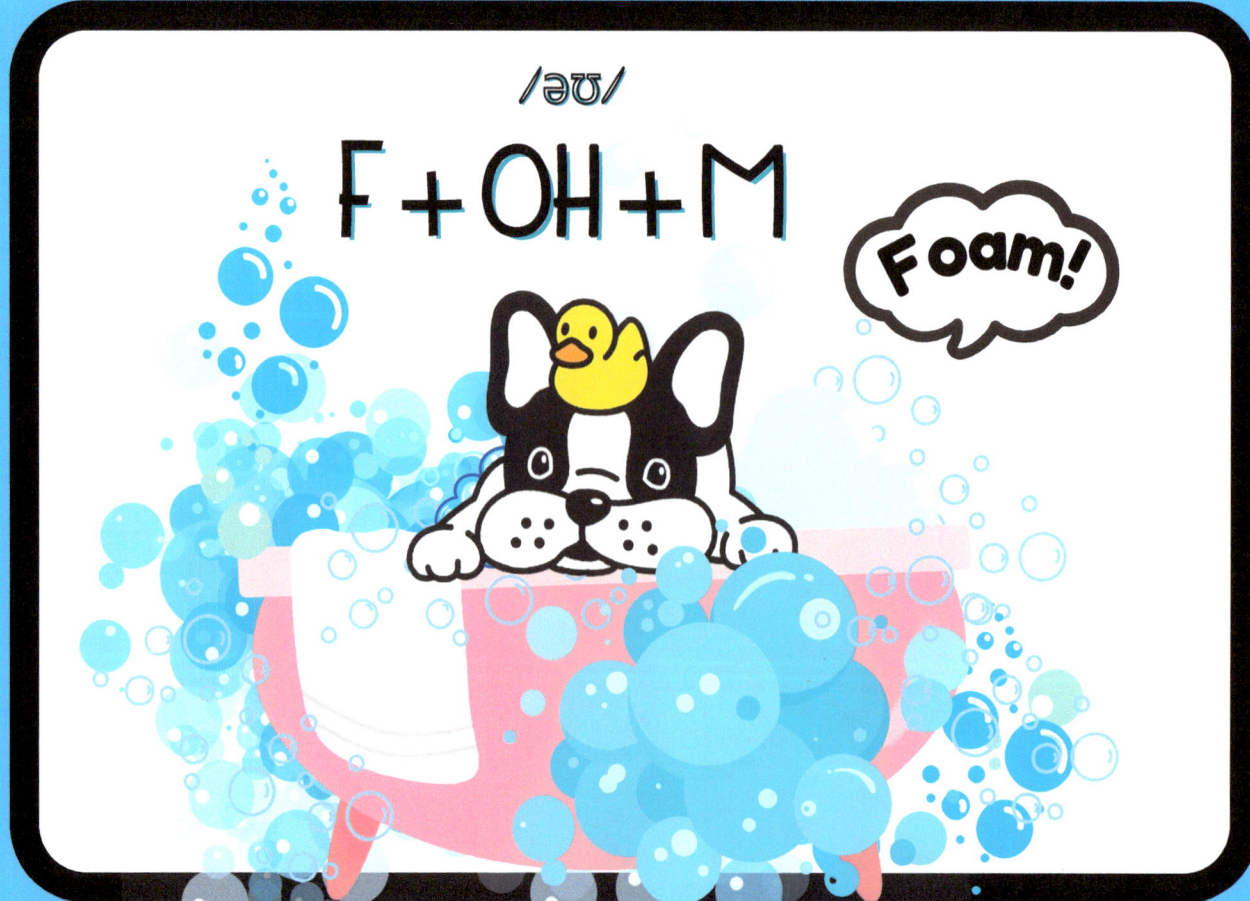

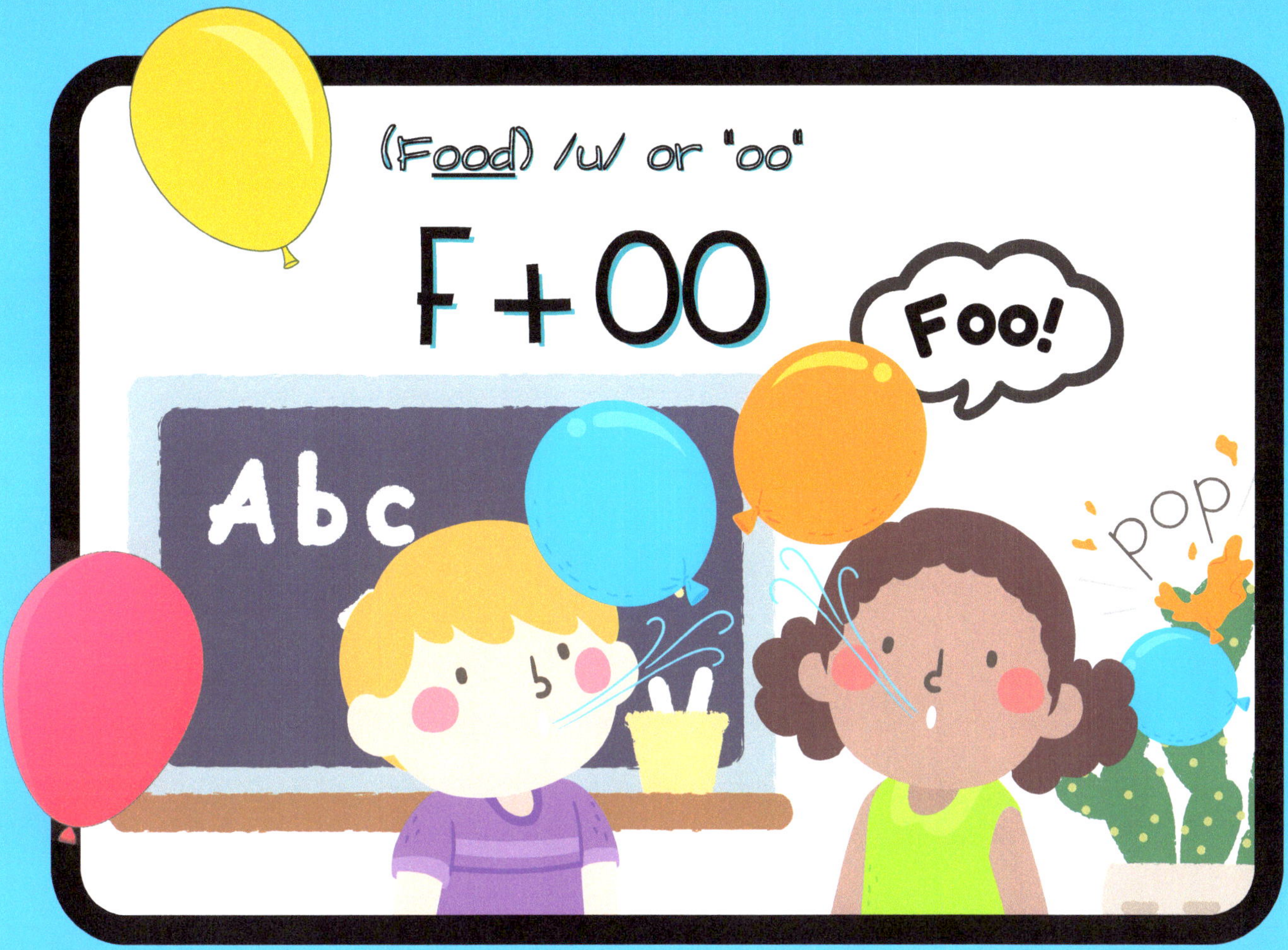

(F__oo__d) /u/ or "oo"

F + OO

Foo!

pop

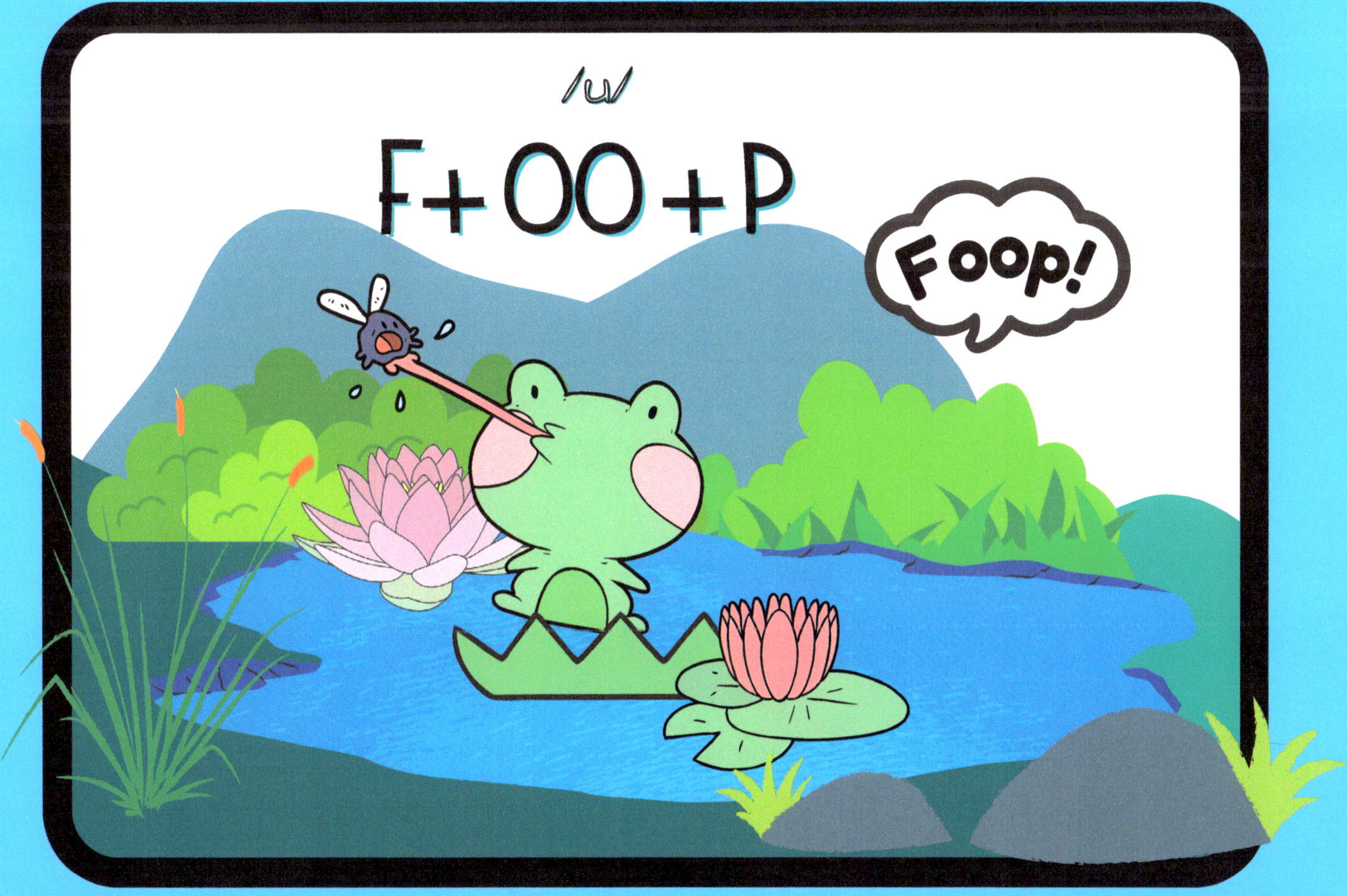

/u/

F + OO + P

Foop!

THANK YOU FOR SUPPORTING SMALL BUSINESSES.
PLACE REMEMBER TO LEAVE A REVIEW.

IT WILL HELP US CONTINUE TO MAKE SPEECH AND LANGUAGE LEARNING MATERIALS FOR PARENTS AND TEACHERS.

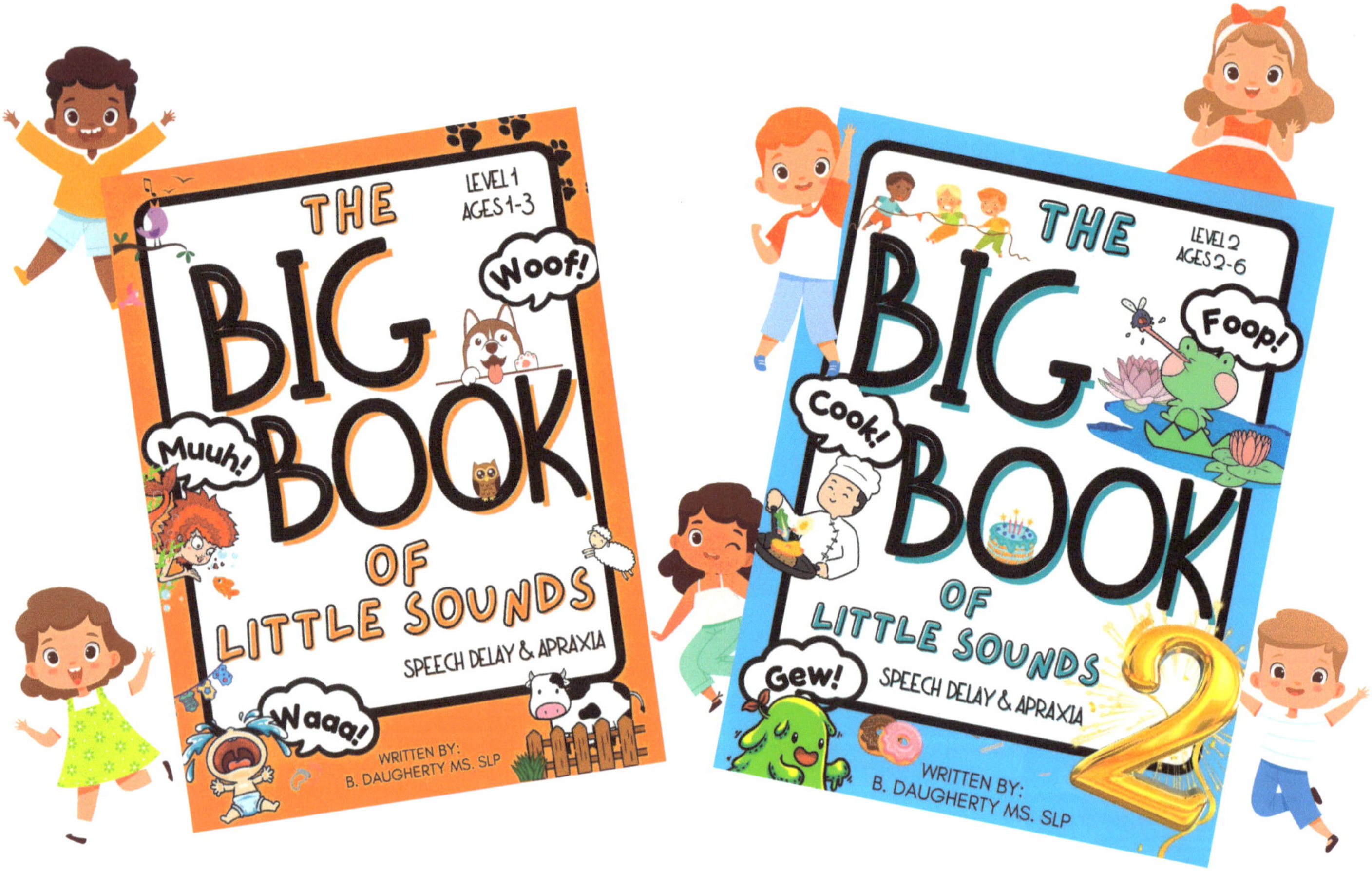

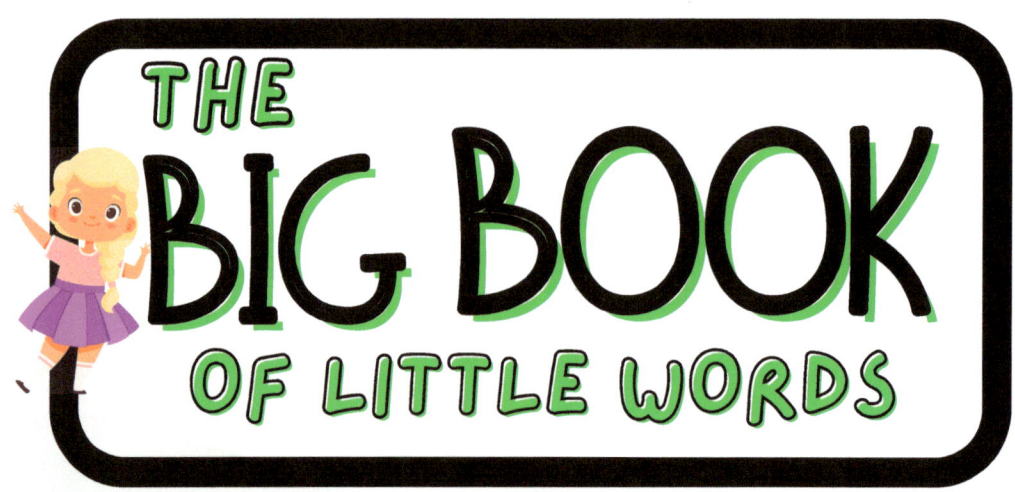

www.ingramcontent.com/pod-product-compliance
Lightning Source LLC
Chambersburg PA
CBHW041936240526
45473CB00034B/1729